U0272849

面向冠心病早期无损诊断的MEMS电子听诊器与心音特征提取研究

李海霞　著

吉林大学出版社
·长　春·

图书在版编目（CIP）数据

面向冠心病早期无损诊断的 MEMS 电子听诊器与心音特征提取研究 / 李海霞著 .—长春 : 吉林大学出版社，2021.10

ISBN 978-7-5692-9161-2

Ⅰ . ①面… Ⅱ . ①李… Ⅲ . ①冠心病—诊断 Ⅳ . ① R541.404

中国版本图书馆 CIP 数据核字（2021）第 211945 号

书　　名　面向冠心病早期无损诊断的 MEMS 电子听诊器与心音特征提取研究
　　　　　MIANXIANG GUANXINBING ZAOQI WUSUN ZHENDUAN DE MEMS DIANZI TINGZHENQI YU XINYIN TEZHENG TIQU YANJIU

作　　者　李海霞　著
策划编辑　张文涛
责任编辑　姜瑾秋
责任校对　赵黎黎
装帧设计　马静静
出版发行　吉林大学出版社
社　　址　长春市人民大街 4059 号
邮政编码　130021
发行电话　0431-89580028/29/21
网　　址　http://www.jlup.com.cn
电子邮箱　jldxcbs@sina.com
印　　刷　三河市德贤弘印务有限公司
开　　本　710mm × 1000mm　1/16
印　　张　12.5
字　　数　126 千字
版　　次　2022 年 4 月　第 1 版
印　　次　2022 年 4 月　第 1 次
书　　号　ISBN 978-7-5692-9161-2
定　　价　178.00 元

前 言

冠心病被世界卫生组织认定为人类的头号杀手。我国冠心病死亡率逐年持续攀升，其检测设备大多较昂贵，很多人无法实现冠心病的早期检测。早发现、早治疗是降低冠心病死亡率的必要途径。心音的改变和杂音的出现往往是器质性心脏病变的最早体征，因此，基于心音信号分析和特征提取的冠心病无损诊断研究受到了国内外学者的广泛关注。

传统听诊器正逐步被电子听诊器所取代，因为电子听诊器具备了实时心音波形存储和回放功能，同时具有使用方便、成本低及体积小等优点。电子听诊器的信噪比对心音信号的特征提取至关重要，因为即使是非常微弱的外界噪声也可能导致心音信号中病理生理信息的误判，从而导致疾病诊断的误判。在噪声类型复杂的情况下，消除噪声和保留病理信息之间的权衡变得非常困难。高信噪比的电子听诊器可以大幅降低数据分析处理的难度，提高数据分析结果的准确性，达到事半功倍的效果。

本书针对冠心病早期无损诊断的实际应用需求，提出了提高电子听诊器信噪比的心音传感器结构改进方法；同时，制作了完整的电子听诊器，并利用自制 MEMS（micro-mechanical）电子听诊器在山西医科大学第二附属医院心内科采集了堵塞程度不一的冠心病心音数据和其他非冠心病心音数据，研究了冠心病和其他非冠心病心音特征差异，提出了利用第一心音特征参数结合舒张期心音特征参数来区分冠心病与非冠心病，提高了冠心病识别的准确率。研究并建立了左降支冠脉堵塞程度与冠心病舒张期心杂音特征参数之间的量化关系，提出了冠心病早期无损诊断的研究方法。全书的具体研究要点如下。

（1）受到水听器检测水声信号的启发，本书提出了基于水听器仿鱼类侧线敏感单元微结构的心音传感器微结构设计。在动纤毛的基础上增加了球体，可以增大信号接收面积，进而提高传感器的灵敏度和信噪比。传感器的微结构采用了 MEMS 加工工艺，同时采用了一种近似人体软组织密度的医用耦合剂将敏感单元耦合封装，极大程度地降低了心音信号传递到体表进一步到达核心敏感单元过程中所造成的信号大幅衰减问题。最后，对该传感器的性能进行了测试，结果表明：所提出的心音传感器的信噪比优于美国 3M 电子听诊器 8.2 dB。

（2）针对慢性冠心病心音听诊普遍存在的心脏收缩无力、第一心音（S1）振幅减弱的特征，提出了基于第一心音特征提取的冠心病与非冠心病的识别方法。首先，对心音信号进行滤波、重采样、归一化及分段定位等预处理。其次，利用 EWT 将 S1 分解为若干模态信号。选取距离大于 20 Hz 的 S1 傅里叶谱中的前两个极大值点，并在极大值点的两侧寻找最近的极小值点作为频谱分割的边界。之后将 S1 分解为 5 个模态，通过希尔伯特变换计算每个模态的瞬时频率（IF）。最后，应用 k- 均值聚类算法对不同模态信号的瞬时频率进行聚类分析，得到 S1 中二尖瓣（M1）和三尖瓣（T1）闭合时的 IF。根据 T_D 和 A_{peak_ratio} 及 T1 的 IF 大小 3 个参数设计决策树分类器，将 S1 最终分为 4 类：正常 S1、异常 S1 分裂、冠心病 S1 和幅值异常 S1。虽然冠心病的 S1 振幅也有异常变化，但冠心病区别于其他非冠心病 S1 的一个更加显著特征是 T1 的 IF 显著降低。

（3）初步建立了冠心病舒张期心音特征参数与冠脉堵塞程度之间的量化关系。从 4 个不同角度展开研究，包括冠心病患者与健康人舒张期心音特征差异研究；支架置入术前术后舒张期心音特征差异研究；冠心病舒张期湍流性杂音与瓣膜类心脏病舒张期杂音的特征差异研究；前降支冠脉堵塞程度不同的冠心病舒张期特征参数变化规律研究。单独提取 S2 结束后的 100 ms 开始持续 128 ms 的舒张期时段进行傅里叶变换和频谱分割，频谱分割边界设定为：[150 500] Hz。频谱分割之后的 3 个模态信号的频谱分布分别是 0～150 Hz 的低频段、150～500 Hz 的中频段及大于 500 Hz 的高频段。通过对比性研究发现冠心病的舒张间期第二模态频谱能量 e（2）远大于正常人的第二模态频谱能量，且冠脉搭桥术后 e（2）显著减小；同时，随着前降支冠脉堵塞程度的增加，e（2）也逐渐增加，急性心肌梗死和冠脉严重钙化除外；而用于区分冠心病舒张期湍流性杂音与瓣膜类心脏病舒张期杂音的特征参数是 P_3。最后，结合 e（2）、P_3 和 T1 这 3 个特征参数设计了决策树分类器，提高了冠心病与非冠心病的正确识别率。同时，进一步根据 e（2）和 e（3）的大小将前降支冠脉堵塞程度进一步分为堵塞 30% 左右、50% 左右和大于 75% 三种类型，最终初步实现了基于心音特征提取的冠心病早期无损诊断的目的。

在本书的撰写过程中，笔者不仅参阅、引用了很多国内外相关文献资料，而且得到了同事亲朋的鼎力相助，在此一并表示衷心的感谢。由于笔者水平有限，书中疏漏之处在所难免，恳请同行专家及广大读者批评指正。

李海霞

2021 年 4 月

目　录

第1章

绪　论

1.1 本书写作背景

本书是在国家重点研发计划“基于 MEMS 技术的心音心电原位同步无创冠心病检测仪”和山西省高等学校科技创新项目（2020L0544）以及忻州师范学院博士科研启动金的资助下完成的。

1.1.1 冠心病的发病率和死亡率

冠心病被世界卫生组织认定为人类的“头号杀手”，全球每年约有 1 730 万人死于冠心病，预计到 2030 年这一数字将增至 2 360 万人[1]。大多数常见的心脏疾病是由冠状动脉疾病（CAD）引起的[2]，它主要是由于胆固醇和脂肪沉积在动脉内壁形成斑块，阻塞所需的血液流向心脏肌肉[3]。由于斑块沉积增加，血管变得狭窄，减少了心肌的血液供应，从而使得心肌无法获得足够的营养和氧气。如果这种情况变得越来越严重，将会影响心脏肌肉的代谢活动。经过一段时间，心脏肌肉变弱，可能导致心力衰竭和心律失常。更严重的是，沉积的斑块经常会被侵蚀或破裂，从而形成血栓，阻止血液流向心肌，由此产生一系列缺血性表现，如胸闷、憋气、心绞痛、心肌梗死，甚至猝死等[4]。及时诊断和治疗冠心病对于降低心脏病发作或中风的风险、挽救生命都具有重要意义。

冠心病以前在国内外还有许多别名，如冠状动脉性心脏病、缺血性心脏病、动脉硬化性心脏病、动脉粥样硬化性心脏病及冠状动脉疾病等。统计结果表明，在我国 40 岁以上的中年人患冠心病的概率达到 4%～7%，且患病率随着年龄增长而进一步增加。根据《中国心血管病报告 2018》概要，我国冠心病防治的现状不容乐观，其死亡率逐年持续攀升（图 1–1），且农村的冠心病死亡率近年来赶超城市冠心病死亡率。

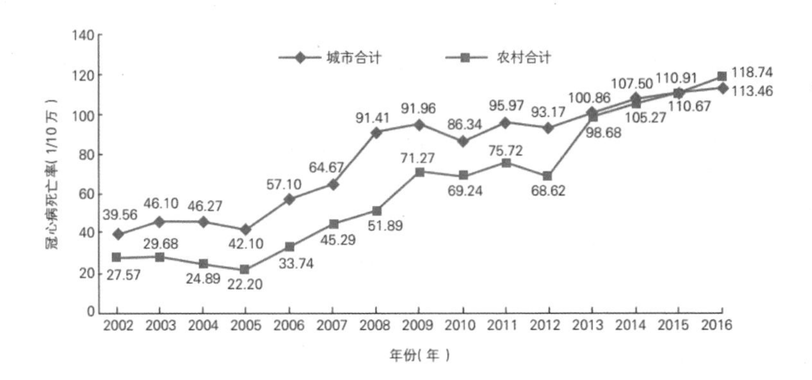

图 1–1　2002—2016 年城乡地区冠心病死亡率变化趋势

Fig.1-1　Variation trend of coronary heart disease mortality in urban and rural areas from 2002 to 2016

原因是我国冠心病防治中一直存在着确诊率低、治疗率低、控制率低的“三低”状况[5]；有 1/3 的冠心病患者首次出现冠心病的临床症状就发生了心肌梗死、心力衰竭等严重事件，没有机会接受针对性治疗就发生了死亡[6]。因此，冠心病的早发现、早治疗对降低冠心病的死亡率具有重要意义。

1.1.2 冠心病的常规检测方法

冠心病的检测方法分为有创检测和无创检测。无创检测方法一般包括心音听诊、心电图、超声心动图、动态心电图及现代医学影像技术，如核磁共振、PET 及 CT 等。然而，并不是所有冠心病患者都能通过上述检测方法进行准确诊断。例如，心内科最普遍使用的心电图，诊断冠心病的依据是 ST–T 的变化，图 1–2 为正常 T 波和冠状 T 波示意图[7]。但早期的冠状动脉堵塞不会引起心电图的异常变化，只有当冠脉阻塞率在 70%～75% 以上时才能引起心电图信号的改变[8]。因此，心电图难以准确诊断堵塞程度轻的早期冠心病[9]。利用超声波的反射原理来检测冠脉堵塞程度是心脏 B 超技术的检测原理。因此，当外界环境变化或是超声波在体内的强度及发射路径等因素发生改变时，会出现假发射情况，从而可以造成诊断的准确率下降[10,11]。核磁共振、CT 及 PET 等价格昂贵，对于百姓来说难以轻易接受[12,13]。

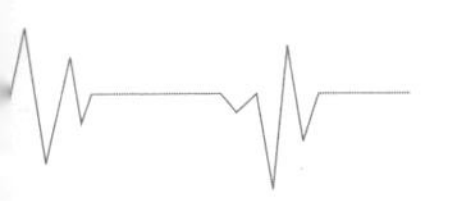

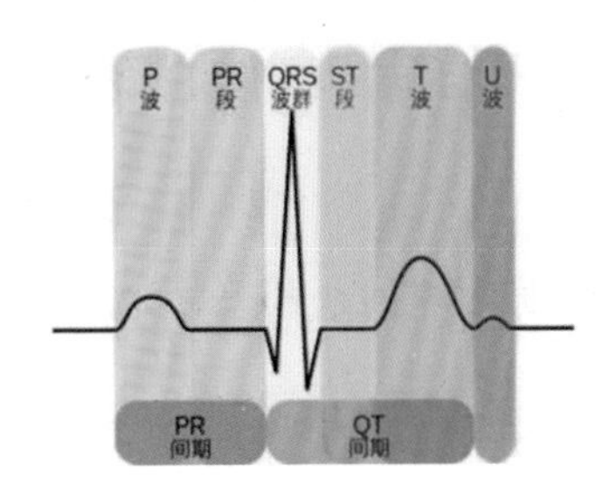

（a）整周期心电图分段表示

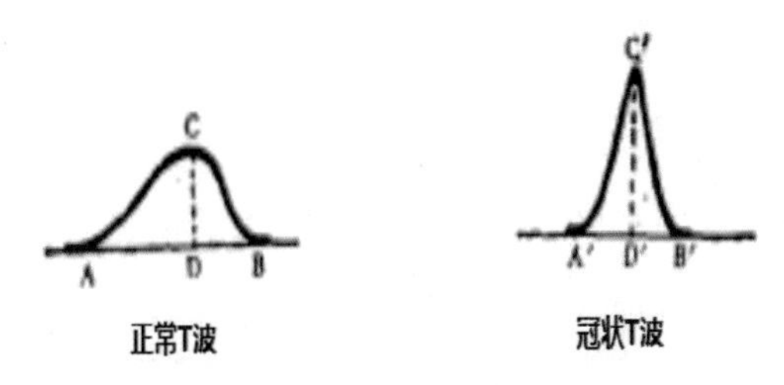

（b）正常和异常 T 波

图 1-2　心电图诊断冠心病正常和异常 T 波

Fig. 1-2　ECG diagnosis of CHD with normal and abnormal T waves

有创诊断方法主要指冠状动脉造影，是目前诊断冠心病的“金标准”。然而，血管造影是一种创伤性诊断，具有一定的风险。在某些情况下，它可能会导致严重的并发症甚至死亡[14]。因此，一些患者犹豫不决，这种诊断方法没有被普遍接受。虽然也有学者提出了一些检测准确度不一的低风险的冠心病检测方法，例如，核成像、心脏大血管核磁共振成像技术等，然而这些方法都是昂贵的且伴随一定的风险[15]。因此，有必要提出一种廉价、精准且便捷的冠心病早期无损诊断方法，普及冠心病的早期筛查，从根本上降低冠心病的发病率和死亡率。

1.1.3 听诊在冠心病早期诊断中的潜力

心脏的收缩，心脏瓣膜的开和关，血流在心血管壁内流动进而产生心音[16]。当心脏瓣膜病变、心脏收缩无力或者心脏表面的血管僵硬狭窄时，血流在心脏内流动的过程中会产生不同的声音，有瓣膜关闭不严引起的返流性的舒张期或者收缩期杂音，也有血管内路径狭窄产生湍流性舒张期杂音的，各种异于常人的心音特征能够反映出心脏各个部分本身的病变信息，而且这些信息产生要早于身体出现临床症状或心电图异常。因此，借助心音中出现的杂音和畸变有望实现心血管疾病的早发现早治疗[17]。从古至今，心音听诊都无法被任何检测设备所取代。医生诊断患者首先根据听诊来确定下一步更有针对性的检测或治疗[16,17]。因此，任何其他检测，如冠脉造影、核磁共振、动态心电图、CT及心脏彩超等都是补充和证实心音听诊，而不能代替它[18]。当冠脉堵塞达到 25% 时，就可以引起心音信号的异常改变[19]。这说明听诊有望解决冠心病早期诊断的难题，冠心病心音信号分析是十分急需和具有现实意义的[19]。然而多年来，传统听诊器不能回放和存储心音信号，完全依赖医生的临床经验和听力的敏感性，使得单纯凭借心音听诊去精准诊断心血管疾病受到了限制。20 世纪 80 年代，随着心音图谱的出现，利用心音信号分析诊断心血管疾病有了新的突破。但是由于心音信号非常微弱，容易被噪声掩盖，因此能够反映疾病本身的病理信息很难从心音信号中提取出来。近年来，随着电子技术的迅猛发展，电子听诊器应运而生，克服了传统听诊器的缺点，可以利用电子计算机或手机的蓝牙设备实现心音数据采集和存储。现代数字信号处理技术及模式识别技术的广泛应用，小波分析、各类时频分析（如经验模态分解、维格纳分布及 AR 模型等）和各种人工智能识别技术（如神经网络、支持向量机等）相继出现，使得心音的研究有了新的突破，大大增加了心音听诊在计算机智能诊断心血管疾病中的应用潜力和价值，利用心音听诊来解决冠心病的早期诊断再度受到了国内外学者的重视[20]。

因此，本书提出了利用自制的高信噪比 MEMS 电子听诊器来采集冠心病心音数据，并借助有效的时频分析算法来提取冠心病心音的特征参数，旨在实现冠心病的早期无损诊断研究，大幅降低我国冠心病的发病率和死亡率。

1.2　电子听诊器的发展

1.2.1　传统听诊器

关于心脏的语言可以通过听诊获得，是通用的医学语言。

在医学界不需要翻译的就是心音、心电图和音乐。希波克拉底（460–377BC）很早就知道直接听诊心脏，他曾尝试用心音来达到诊断疾病的目的。而 William Harvey（1578—1657）可能是最先用心音来诊断疾病的人。直到 1816 年，Rene Laennec（1781—1862）发明第一个听诊器时，人们还尚未借助机器设备，而是直接用耳朵听心脏。Laennec 由于发明和制作听诊器而被称为“听诊之父”。Laennec 将他的听诊器命名为“stethoscope”，源自拉丁语“胸部的间谍”[21]。最初，他所采用的听诊装置是木质空心管状结构，后来不断得到改进。这种改进一直持续到现在，出现了许多不同材质的听诊器。近年来，随着技术的发展，目前医生使用的传统听诊器大多是仅用一个体件并通过调节其上的压力而区分低频音和高频音。当用体件轻压时以低频音为主，当紧压时高频音较清晰。然而，这些听诊器都属于依靠介质本身传导声音的原理制作的传统听诊器，有经验的医生可以利用它听出病理性的心音，而听觉敏感差和临床经验稍差的医生在噪声环境中可能就难于捕捉到有意义的病理性心音[22]。另外，传统听诊器在听诊时，有些声音与通过部分阻塞或受限动脉的湍流有关，仅用听诊器就可以识别出来。例如，颈动脉阻塞可以通过它们产生的声音来检测（这些声音被称为“bruits”，来自法语“噪音”一词）[23]。另一个例子是，在测量血压时，手臂上的肱动脉被一个压力袖带收缩，产生的声音（称为科罗托夫声音）被用来确定血液流动的开始和停止，以及相关的收缩压和舒张压[24]。由于其他动脉阻塞会产生紊流和相关的听觉关联，我们有理由假设冠状动脉中类似的阻塞也会有听觉关联。然而，这类声音通常太微弱、频率太高，用传统听诊器无法听到，从而极大限度地限制了心音在诊断冠心病中的应用。利用心音诊断冠心病的手段也一度被大家所忽视[25]。

1.2.2　电子听诊器研究现状

传统听诊器正逐步被电子听诊器所取代，因为电子听诊器具备了实时心音波形存储和回放功能，同时具有精准检测、使用方便、成本低及体积小等优点[23]。电子听诊器的主要部件是内部的心音传感器。到目前为止，根据心音传感器的不同可以将电子听诊器分为两大类：空气传导型和接触传导型[26]。前者主要采用电磁线圈或驻极体电容作为声传感器，通过外壳或支撑结构直接参考胸部的麦克风[27]。前者虽然稳定性好，但灵敏度低，信噪比低[28]。所有空气传导型换能器必须在胸部放置一个中到重的负荷。柔性胶接传感器产生的直接载荷最轻，但不能探测到胸表面的压缩波，对剪切波也不敏感。此外，除了这些传感器的重量，还有机械载荷，在这些载荷的作用下，胸部表面必然会发生形变，降低了胸部传出的高频信号。空气传导型换能器为了提高胸部参考麦克风的灵敏度，已经将麦克风的声阻抗与胸部相匹配，虽然这种阻抗匹配技术可能会改善传输到麦克风的功率，但它们实际上降低了信号电平，并不能解决胸部相对沉重的负载对高频信号削弱问题[29]。代表性产品有瑞士生产的 EMT-26 型和日本生产的 MST-1T 型及美国生产的 3M 电子听诊器[30]。接触传导型电子听诊器的原理是通过敏感元件（如压敏电阻和压电陶瓷）将心音信号从胸壁直接传送到传感器。代表性产品有 Welch-Ally Elite[31]，其抗干扰能力和灵敏度远高于前者。但是，这类现存的听诊器均没有考虑到心音信号传递到填充材料时阻抗不同于人体软组织而引起的信号衰减问题，即阻抗不匹配问题[32]。因此，接触式电子听诊器的信噪比的提升仍然保留有很大的空间。压电材料制作的压电类传感器具有显著的机电耦合特性，但由于压电振子的厚度限制了压电传感器的灵敏度。压电材料不能做得很薄，因为材料过薄在使用中很容易损坏[33]。因此，本书提出了利用压敏电阻材料制作心音传感器的核心敏感单元。

1.2.3 MEMS 技术的优势

微传感器与微执行器或称为 MEMS（microelectromechanical systems，微机电系统），这个领域近年来发展得很快。现在人们正利用原先在硅集成电路工业上发展起来的技术和工艺，在硅和其他材料上制作微型化的传感器与执行器及微结构。这些新装置在许多（但不是全部）情况下，比其相应的“传统”装置更具优势，包括大幅度缩小尺寸，完成以前无法实现的新功能，在芯片上处理信号和控制电路（若衬底是半导体的），产品生产一致性好；同时，可以降低单位成本，以及能够制造大规模多模态阵列等[34]。

正因为 MEMS 的优点是体积小、重量轻和性能稳定，通过 IC 等工艺可批量生产，成本低，性能一致性好，功耗低，谐振频率高，响应时间短，综合集成度高，附加值高，MEMS 及其装配技术可以解决复杂结构传感器的仿生制造问题[35,36]。因此，本书提出了基于 MEMS 技术加工设计压阻性电子听诊器，可大幅提升电子听诊器的性能，亦可大幅降低电子听诊器的成本，有望实现 MEMS 电子听诊器走进寻常百姓家，普及冠心病的早期筛查，解决冠心病患者死亡率高的问题，对于减轻家庭和社会的经济负担和减少人员伤亡具有重要的意义。

1.3 心音信号分析研究现状

1.3.1 心音信号时频分析算法研究现状

在心电图 QRS 波开始后的 0.02～0.04 s 为第一心音（S1），约占 0.08～0.15 s，是由心室收缩、二尖瓣关闭和三尖瓣关闭时血液流入大血管引起的。第二心音（S2）的发生是从心电图 T 波的尾部开始的，是在主动脉瓣和肺动脉瓣关闭而房室瓣打开时，由心房流入心室的血液引起的。S2 发生在舒张期的开始，频率较高，通常比 S1 的持续时间短，约为 0.07～0.12 s。第三心音（S3）频率低、振幅小，在心电图上滞后于 T 波 0.12～0.20 s，占 0.05～0.06 s，是由心室快速充盈和心室壁振动引起的。第四心音（S4），振幅小，在心电图上 P 波的 0.15～0.18 s 处开始，由心房收缩时心室壁振动和血液流入心室引起[37]。

众所周知，心音信号属于非平稳随机信号。心音信号无法用一个准确的时间函数来描述。它的均值和方差不仅随时间而变化，就连其频谱和自相关函数也随时间而变化。因此，心音信号的分析只能通过统计的方法来研究，而它的各阶统计量也随时间而变化，工程上多采用相关函数和时变功率谱来描述心音信号的特征。近年来，还发展了用时变参数模型的方法，如 AR 模型、MA 模型及 ARMA 模型。目前，主要有 3 种途径可用于描述非平稳随机信号：时变功率谱、时频分析法和演化谱[38]。

目前，心音信号的时频分析方法有短时傅里叶变换（STFT）、小波变换及经验模态分解（EMD）等[39]。STFT 的时频分析窗函数是固定的，因此导致信号的时间分辨率和频率分辨率无法按照需要进行调整[40]。小波变换号称是信号处理中的“显微镜”，信号可以被分解成不同频段的信号，随着分解层数的增加，不同频段的信号的时间分辨率也进一步增加。但是，小波变换还是缺乏一定的灵活性，只能对信号逐层进行二分频分解，不能立刻快速地定位获取想要频段的信号特征。近年来，Huang 等人提出了经验模态分解方法（EMD）[40]。EMD 是完全自适应的，但缺乏数学理论基础，存在端点效应、过包络、欠包络及虚假模态等问题。希尔伯特 – 黄变换（Hilbert–huang transform, HHT）是在对信号做 EMD 分解后，进一步进行希尔伯特变换，得到信号的瞬时频率和边际谱特征，该方法广泛应用于心音信号的时频局部化分析，但是边际谱的正确与否完全依赖于 EMD 分解信号是否正确，如果 EMD 分解中存在虚假模态，那么边际谱中的频谱信息也会发生错误[42]。2013 年，法国学者 Gilles 结合小波变换和 EMD 的优点，提出了经验小波变换（empirical wavelet transform, EWT）算法[43]。该方法可以根据分析信号的实际需求，按照提前设定好的频谱分割边界线对待分析信号的频谱进行分割。可以利用频谱中的极值点之间的极小值点对频谱进行分割，如果频谱中所含的极大值点的数量是有限的，那么信号可以被分解成若干个单频分量，犹如 EMD 分解的效果；同时，还可以避免虚假模态的产生，主要利用了每两个频谱分割线之间构造的小波滤波器组完成了不同频段信号的灵活分解。因此，EWT 又具有小波变换的优点。该方法已逐渐应用于各种非平稳随机信号的分析中[43]。2017 年，V. Nivitha Varghees 成功地将 EWT 算法应用于各种复杂心音信号的心音与杂音的分离，以及杂音的分类研究中[44]。因此，本书利用 EWT 算法首先将复杂心音信号的心音与杂音进行分离，然后对心音信号进行准确的分段定位，提取冠心病第一心音及舒张期心音，再次利用 EWT 算法对各类第一心音（S1）的频谱进行了分割和模态分解，最后利用 EWT 对冠心病舒张期心音频谱进行分割，结合冠心病第一心音特征参数 T1 和舒张期第二模态频谱能量 e（2）等特征参数最终提高了冠心病与非冠心病的整体识别率，并对左降支冠脉堵塞程度做出了简单的分类。

1.3.2 心音信号的滤波消噪及分段定位研究现状

心音信号分析的第一步是去噪。仅依靠心音采集系统的硬件滤波并不能完全消除信号中的干扰噪声，还需要数字滤波来尽可能滤除心音信号中的各种噪声。即使是微弱的外界噪声也可能导致心音信号中病理生理信息的误判，从而导致疾病诊断的误判 [45]。因此，消除心音中的噪声是解决这一问题的关键。

现有的信号去噪方法有小波变换（WT）[46,47]、全变分（TV）[48,49] 及经验模态分解（EMD）[50,51] 等。小波变换是目前最常用的信号去噪方法，并被证明具有良好的去噪性能。在众多心音去噪算法中，用得最多的是小波变换。近年来，小波变换以其良好的去噪特性在生物医学信号去噪、语音信号去噪及相关信号处理等领域得到了广泛的应用。小波变换既继承了傅立叶变换的特点，又弥补了傅立叶分析的许多不足 [52]。小波基的平移和收缩使得时频窗在高频时变窄，在低频时变宽。它非常适合于分析非平稳的心音信号，因为它可以专注于分析对象的任何细节。因此，它得到了快速的发展和广泛的应用。目前，小波变换已成功地应用于生物医学工程、智能信号处理、图像处理、语音与图像编码、语音识别与合成、多尺度边缘提取与重构及分形与数字电视等领域[53]。对于不同的应用领域，小波阈值选取的基函数和分解层数都有所不同。小波阈值函数的选择在不同的情况下，也有不同的计算方法。目前，确定阈值的方法是多种多样的，包括通用阈值原则、斯坦的无偏估计原则，如 Hood 阈值原则、启发式阈值规则和极限阈值规则等[54]。Heuristic 阈值是前两种方法的综合形式。在高信噪比条件下，Heuristic 阈值对噪声的抑制能力有限。

去除噪声后，下一步就要对心音信号进行定位分割，提取有用信息。心音信号主要包括 S1、S2、S3 和 S4，以及收缩期和舒张期。常见的心音分段算法将心音信号分为 S1、收缩期、S2 和舒张期，而未考虑 S3 和 S4 的定位[55]。定位可以基于时域、频域或时频域。常用的方法包括基于变换或基于能量的包络检测方法，如小波变换[56]、希尔伯特变换[57]及香农能量[56]等。一些先进的分解方法，如总体经验模态分解法 EEMD[58] 和重分形分解法[58]，也被文献报道用于心音位置的识别。在文献中，研究者使用了各种机器学习和非机器学习算法，目的是能够更精确地将心音信号分为各种子类别[60,61]。最常见的方法是根据它们在心动周期中发生时所携带的信息来进行分段的，正如文献 [62] 中所描述的。Papadaniil 和 Hadjileontiadis[58] 提出了一种心音分类算法，该算法使用 EEMD 和峰度特征。在文献 [57] 中，通过 Hilbert 包络确定边界，计算出时域特征，如S1、S2、收缩期、舒张期的持续时间、振幅及过零率等。该领域的最新进展包括使用机器学习算法进行分类，如隐马尔科夫模型[63]、逻辑回归、深度神经网络[64]、深度卷积神经网络和支持向量机[65]等。利用小波变换、匹配追踪和基于模型的个体相关3种方法相结合来检测S1[66]。

综上所述，人工智能算法在心音分段定位中算法太过复杂，消耗计算机内存空间较大。由于PCG信号的非平稳特性，直接利用基于能量或各种变换的方法提取心音包络，对下一步的心音分段定位准确率影响很大。因此，需要一些包含时频分析的方法来分析PCG信号。对于包含心杂音的复杂心音信号，应该首先利用时频分析算法将心音和心杂音进行分离，然后再利用基于能量的包络提取算法对只包含心音（S1和S2、收缩期和舒张期）的信号等进行分段定位。

1.4 冠心病心音特征研究现状

1.4.1 冠心病心音听诊临床特征

冠心病心音听诊在临床上分为五大类型：慢性冠心病的听

诊、急性心肌梗死的听诊、乳头肌功能不全的听诊、心脏破裂的听诊和心室壁瘤的听诊。后 3 种类型冠心病在临床上较为少见，在此不做重点研究。

（1）慢性冠心病的听诊

一般，慢性冠心病患者心脏听诊心音可以正常，也无特异性杂音。当心肌供血不足产生心缩力锐减时第一心音减弱[17]。而舒张期杂音在临床上很少见，因为冠脉湍流性舒张杂音属于高频杂音，声音微弱，容易被噪声掩盖，人耳很难区分。但文献 [18] 中提到有些左前降支动脉阻塞的病例，在胸骨左缘可以有连续性或有一舒张期杂音，在三尖瓣区最易听到。因此，本书中提出利用 MEMS 电子听诊器采集冠心病心音数据时，听诊器放置区域为三尖瓣区，而三尖瓣区离左前降支动脉位置最近。因此，所采集的冠心病舒张期杂音只能反映出左前降支动脉堵塞情况。

（2）急性心肌梗死的听诊

由于心肌缺血坏死影响心室收缩力，或血压降低，第一、第二心音多减弱，大部分患者心率稍增快，出现第四心音，另外急性心梗常伴有收缩期杂音。

1.4.2　冠心病心音信号分析和特征提取研究现状

从 20 世纪 90 年代开始，国内外研究人员利用心音来分析冠状动脉疾病。一般认为，心音是由声音从心脏瓣膜关闭、心肌伸展、血液流动所发出来的声音组成的。动脉粥样硬化引起的血管狭窄可引起血液湍流和血管振动。从体表探测到的心音可以用来诊断由血管堵塞引起的疾病。虽然心音微弱，但在心脏舒张时，由于冠状动脉的压力最小，冠状动脉的血流量此时达到最大，心杂音相对突出，仍然能够检测到[67]。J L Semmlow 和 W.Welkowitz 等用傅里叶变换的方法研究了冠心病患者与正常人之间舒张期心音频谱的差异，发现冠心病患者舒张期心音中的高频谱能量增加[68]。Metin Akay 和 J L Semmlow 等用特征矢量法对冠状动脉狭窄的血管成形术前、术后的心音信号进行了研究，表明与冠状动脉狭窄相关的舒张期杂音相当于一个频率较高的窄带信号[69,70]。冠状动脉有左、右两支，分别开口于主动脉的左、右冠状动脉瓣，如图 1–3 所示。冠心病的发展过程如图 1–4 所示。

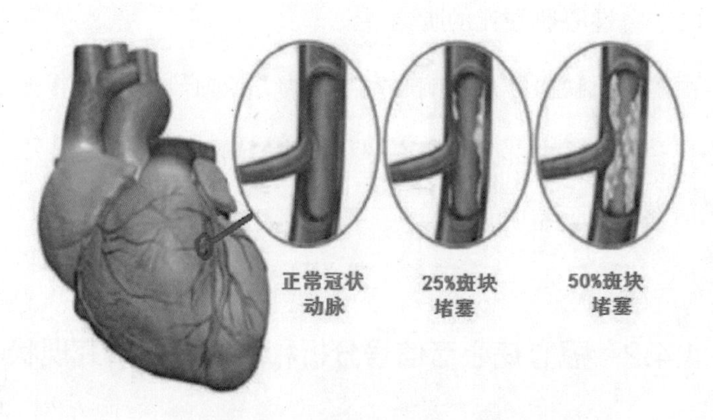

图 1–3　心脏冠状动脉示意图

Fig. 1-3　Schematic diagram of cardiac coronary arteries

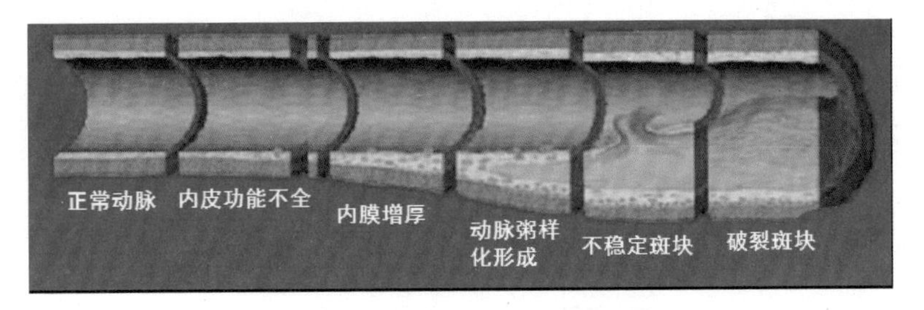

图 1-4　冠心病的发展过程示意图

Fig. 1-4　Schematic diagram of the development of CHD

通过对冠脉生理研究表明，在心脏收缩期因受心脏收缩影响，冠脉几乎没有血流流过，因而检测舒张期血流流过冠脉时的一些物理参数能为冠脉状态良好与否提供有力的证据。之前的研究表明，在血压驱动下，血液流经冠脉狭窄处将会有更多能量的消耗，血液流经狭窄处后在出口扩大处将发生流层之间的分离并进一步形成涡流。因此，当冠脉堵塞血管出现狭窄时，舒张期血流会出现高频杂音。

早在 20 世纪六七十年代开始，就有文献报道，因冠状动脉堵塞而在心音舒张期出现心脏杂音的病例 [9]。心杂音信号是一个非常复杂的混合信号，其中包含着各种病理信息。Dock 等最先通过冠心病患者的尸检验证了舒张期的杂音与冠脉堵塞有关 [71]。Metin Akay 运用选择性冠状动脉造影技术验证了舒张期的杂音与冠脉堵塞有关，并提出了利用心音来诊断冠心病的方法 [72]。John R.Burg 和 Kathleen A.Weave 发现，有舒张期杂音的冠心病患者经主动脉冠脉搭桥手术后舒张期杂音消失 [73]。Wither She Schmidt S E 的研究结果表明，当冠状动脉狭窄的阻塞率在 25%～95% 之间时发生过流，这种过流会产生高频微弱的心音信号，提示管状动脉阻塞[74]。1992 年，M. Akay 采用自适应滤波方法消除心音信号的背景噪声，建立心脏舒张音信号的 ARMA 和 AR 模型，利用功率谱和极点模型作为诊断参数，取得了许多有价值的结果。Metin Akay 和 J L Semmlow 等用特征矢量法对冠状动脉狭窄的血管成形术前、术后的心音信号进行了研究，表明与冠状动脉狭窄相关的舒张期杂音相当于一个频率较高的窄带信号[67]。还有其他一些利用冠心病舒张期心音信号提取冠心病特征的方法，如自回归（AR）模型法、多信号分类（MUSIC）算法，以及小波分析或快速跟踪滤波器。同时，研究表明，冠心病的声信号作为冠脉血流杂乱湍流过程的产物，可能表现出信号复杂度的变化。Padmanabhan 等人使用分形分析法，Akay 等人使用近似熵法，Schmidt 等人使用基于频谱和复杂度的声学特征来区分冠心病和非冠心病患者。浙江大学的赵治栋用 EMD 方法分解舒张期心音信号，并计算了舒张期心音信号的边际谱，得出了冠心病患者与非冠心病患者相比较，舒张期心音的边际谱中明显增加了高频信号能量[75]。浙江大学的叶学松等用人工神经网络和小波分析法对冠心病患者舒张期心音做了信号特征提取和智能识别[76]。因此，目前国内外学者对冠心病患者心音特征提取主要采用的方法是着重分析冠心病患者舒张期心音，舒张期出现的高频信号频谱或者能量将作为区分冠心病和非冠心病患者的重要心音特征。

综上所述，大多数研究学者的研究重点都集中在如何利用舒张期心音特征参数来区分冠心病和非冠心病，而有关冠心病第一心音的特征变化并没有人研究。现在的研究仅停留在利用冠心病舒张期病理性特征参数来区分冠心病与非冠心病，却没有对冠心病的堵塞程度和冠心病心音特征参数之间建立起量化关系，亦无法利用心音特征参数实现冠心病的早期无创诊断。因此，本书首先研究了冠心病第一心音有无特异性变化；其次，研究了冠脉堵塞程度与冠心病舒张期心音特征参数之间的量化关系。另外，很少有研究提出如何区分冠心病舒张期心杂音与瓣膜类舒张期心杂音；虽然能简单区分冠心病与非冠心病心音，但是诊断的准确率和特异度还不高。因此，本书提出利用中北大学自主研发的高信噪比 MEMS 电子听诊器采集信噪比和稳定度较高的冠心病心音数据，通过研究冠心病第一心音的特征参数、舒张期湍流性杂音与其他瓣膜类杂音的特征差异、冠心病与正常人舒张期心音特征差异、冠心病支架置入术前术后舒张期心音特征差异和冠脉堵塞程度不同时的舒张期心音特征差异，最终能够结合冠心病第一心音特征和冠心病舒张期特征参数提高冠心病与非冠心病识别的准确率，同时，通过建立冠脉堵塞程度与舒张期心音特征参数之间的量化关系，进而达到冠心病早期无损诊断的目的。本研究对于降低我国冠心病患者发病率和死亡率具有重要意义。

1.5 主要研究工作及章节编排

所谓“工欲善其事，必先利器”，本书的宗旨是要解决冠心病的早期无损诊断，但是高质量的心音信号采集是冠心病特征参数提取的前提和保证。因此，本书第 2 章首先提出高信噪比 MEMS 电子听诊器的设计，并完成了制作和冠心病心音数据采集测试的工作。第 3 章重点研究了心音信号的小波变换阈值消噪算法和心音信号的分段定位算法，提出利用经验小波变换（EWT）首先将心音与心杂音分离开，然后再对心音信号进行分段定位的方法。第 4 章重点研究了冠心病第一心音与其他非冠心病第一心音相比的特征变化，得出了用于区分冠心病第一心音与其他非冠心病第一心音的特征参数。第 5 章通过研究冠心病与正常人舒张期心音特征差异、冠心病支架置入术前术后舒张期心音特征差异、冠脉堵塞程度不同时的舒张期心音特征差异和舒张期湍流性杂音与其他瓣膜类杂音的特征差异，最终能够解决冠脉堵塞程度与舒张期心音特征参数之间的量化关系问题，进而达到冠心病早期无损诊断的目的。本书总共分 6 章，各章研究内容如下：

第 1 章是绪论，阐明本研究的目的和意义，以及电子听诊器、心音信号分析方法和冠心病心音特征提取方法的国内外研究现状，在前人研究的基础上提出了利用 MEMS 电子听诊器采集冠心病心音信号的必要性，以及利用冠心病心音实现冠心病早期无创诊断的重要意义。

第 2 章主要完成了高信噪比 MEMS 电子听诊器的设计，并利用制作好的听诊器完成所需心音数据的采集工作。MEMS 电子听诊器的核心敏感单元借助了水听器中由压敏电阻制成的仿鱼类侧线结构的核心敏感单元的设计，并采用了近似人体血液密度的一种医用耦合剂将敏感单元耦合封装，极大程度地降低了心音信号传递到体表进一步到达核心敏感单元过程中所造成的信号大幅衰减问题。另外，由听诊器与皮肤之间的摩擦引起的摩擦尖峰是手持式电子听诊器的一个众所周知的缺点，而 MEMS 电子听诊器在检测患者心音数据时，患者采用仰卧位时可直接将听诊器放置在患者胸骨左缘位置，无须手持，因此，灵敏度和信噪比得到了进一步提高，经过实测数据对比分析得出 MEMS 电子听诊器比美国 3M 电子听诊器的信噪比高出 8.2 dB。

第 3 章研究了冠心病心音信号的预处理算法，包括小波阈值消噪和分段定位算法。首先，通过小波基函数和分解层次的选择，对比消噪效果，最终确定了最佳消噪小波基函数和分解层数，实现了冠心病心音数据的小波变换自适应阈值消噪任务，既消除了噪声，又很好地保留了心音中的病理高频心杂音信息。其次，研究了经验小波变化（EWT）算法的基本原理，重点比较分析了 EMD（经验模态分解）和 EWT（经验小波变换）两种算法的本质差异和各自的特点，通过大量的实例分析证明，EWT 算法可以克服 EMD 的缺点，同时更加具有灵活性和实用性。提出利用 EWT 算法实现心音与心杂音的分离，再对剩余心音信号进行包络提取和分段定位的方法，可解决复杂心音信号的分段定位难的问题。

第 4 章重点研究了冠心病第一心音与其他非冠心病第一心音相比的特征参数。先后利用 EWT 算法和 Hilbert 算法及 K-means 聚类算法对第一心音频谱进行分割和模态分解、计算 S1 中 M1 和 T1 的瞬时频率，计算 M1 和 T1 振幅最大值对应的时间差和幅值比，以及 M1 和 T1 自身瞬时频率的大小。根据计算所得特征参数将 S1 分为四大类：正常 S1、异常 S1 分裂、冠心病 S1 和振幅异常改变 S1，并利用冠心病 S1 区别于其他非冠心病 S1 的特征，通过 T1 的瞬时频率显著减小来区分冠心病与非冠心病，并验证了分类的灵敏度、特异度和准确率。

第 5 章通过研究冠心病与正常人舒张期心音特征差异、冠心病支架置入术前术后舒张期心音特征差异、冠脉堵塞程度不同时的舒张期心音特征差异和舒张期湍流性杂音与其他瓣膜类杂音的特征差异，解决了冠心病堵塞程度与舒张期特征参数的量化关系问题。同时，结合 T1、舒张期第二模态频谱能量 e（2）和用于区分舒张期湍流性杂音和瓣膜类杂音的特征参数 P_3 用于冠心病和非冠心病的识别，利用 110 例冠心病和非冠心病实测心音数据库中的数据进行验证，得出所提算法可以大幅提高冠心病的正确识别率。最后，利用决策树分类器算法将识别出的冠心病心音，进一步根据舒张期第二频谱能量 e（2）和舒张期第三频谱能量

e（3）的具体数值，将冠心病左降支冠脉堵塞程度分为堵塞30% 左右、堵塞 50% 左右和堵塞 75% 以上 3 种类型，进而初步解决冠心病的早期无创诊断难题。

第 6 章是总结和展望，对全书的研究成果做出了归纳总结。分析了工作中存在的不足，并对今后的研究提出展望。

第 2 章

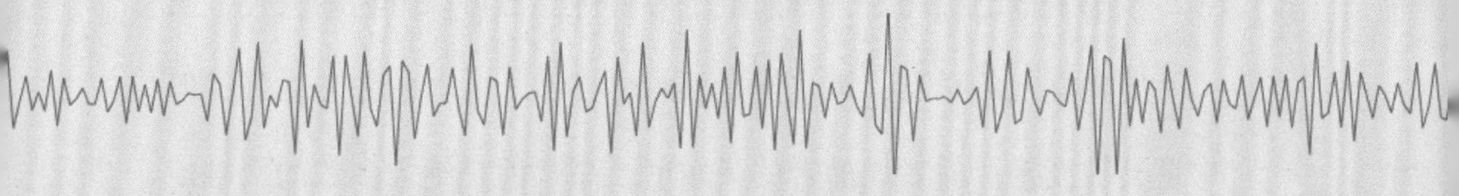

高信噪比 MEMS 电子听诊器设计

2.1 水声检测与心音检测

第 1 章已经提及，目前电子心音传感器可以分为两大类，第一类是空气传导型；第二类是接触传导型。前者的稳定性好，但是灵敏度差；后者比前者的灵敏度要高，但是绝大多数的接触传导型电子心音传感器的设计并没有充分考虑心音信号传递到体表进一步传输到达心音传感器的核心敏感单元之前，由于人体软组织和空气的阻抗差异较大而造成的心音信号大幅衰减问题[32]。因此，心音传感器的灵敏度和信噪比有望得到进一步提高。

心音信号可以看作是浸泡在血液当中的心脏这个振动声源所发出的声音，因此，心音信号的检测和水声信号的检测在一定程度上具有相似性[31,36]。书中心音传感器的结构设计很大程度上是受到水听器仿鱼类侧线结构设计的启发，并在此基础上做了进一步的改进。

水听器经过多年的发展，其传感器的结构设计较心音传感器的结构设计起步早，且拥有很多丰富的先进经验积累，因此，借助水听器中先进的高灵敏传感器结构设计，可以加速心音传感器结构的改进，有望提高心音传感器的灵敏度和信噪比及稳定性。

2.2　MEMS 心音传感器核心敏感单元结构总体设计

水听器中仿鱼类侧线敏感单元结构将仿生原理、压阻原理和 MEMS 技术结合到一起，非常适合测量零频到低频范围（500 Hz 以内），加上 MEMS 技术和仿生技术，使得传感器的结构体积小、成本低且产品生产一致性好，信噪比高[77,78]。因此，心音传感器的设计是在水听器仿鱼类侧线结构的基础上做了进一步改进得到的。

鱼类侧线器官是鱼类的主要感觉器官，其结构如图 2–1 所示。鱼类侧线呈沟状或管状，分布在鱼类身体的两侧，每侧各有一条。侧线主管上分布着许多小管，这些小管开口与周围环境中的水相连接，可以将水中振动声源发出的振动通过这些小管的开口传递到侧线主管。在二分支小管之间，每一段主管管壁上分布有呈节状的神经丘感觉器，如图 2–2 所示[79]，这些神经丘感觉器浸润在充满黏液的侧线管内[78]。神经丘感觉器官由几个感觉细胞和一些支持细胞组成，是皮肤感觉器官的基本单位。每个感觉细胞通过自身所带的动纤毛，能够有触觉感受和振动感受。支持细胞的分泌物将感觉纤毛包藏起来，形成一个感觉顶。当水中有振动的声波传输到达感觉顶的时候，感觉顶内的黏液流动，动纤毛随之运动，感觉细胞进而能够感受到声波的方向和大小。因此，仿鱼类侧线水听器敏感单元结构设计如图 2-3 所示[79]，四个悬臂梁上的压敏电阻模仿感觉细胞，同时连接成惠斯通电桥，通过 MEMS 工艺加工制造。纤毛模仿神经丘感觉细胞中的可动纤毛结构，在四个悬臂梁制作完成后，用胶粘的形式在电子显微镜下将纤毛粘到四个悬臂梁十字相交叉的位置。当有声信号传递到纤毛上时，纤毛随之运动，从而牵引着四个悬臂梁上的压敏电阻发生形变，进而输出电压，完成水声信号大小和方向的检测。

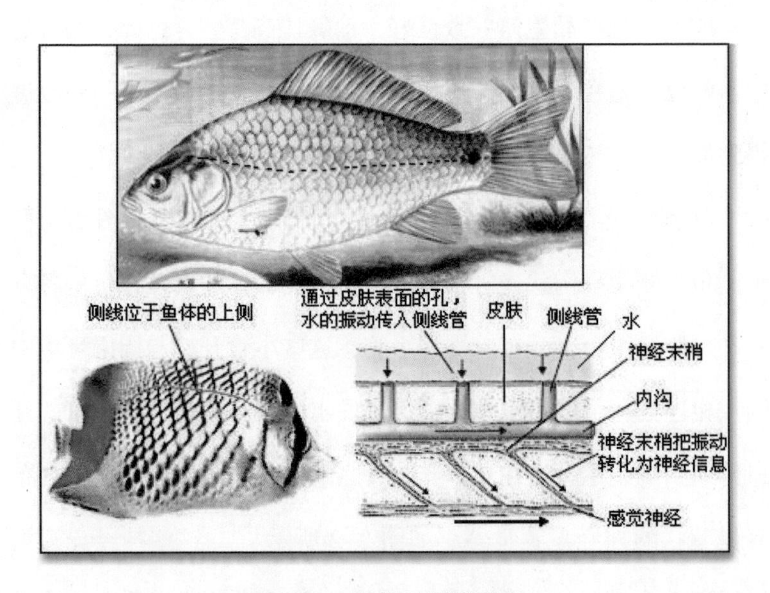

图 2-1　鱼类的侧线器官

Fig.2-1　Lateral line organs of fishes

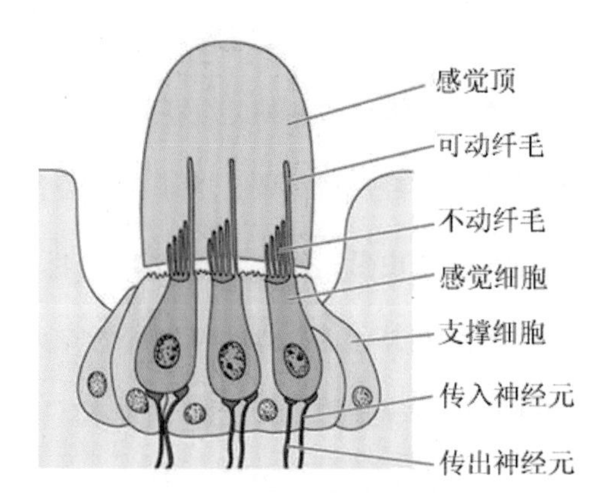

图 2-2　鱼类侧线器官中的神经丘感觉器

Fig. 2-2　Nerve colliculus sensory apparatus in lateral line organs of fishes

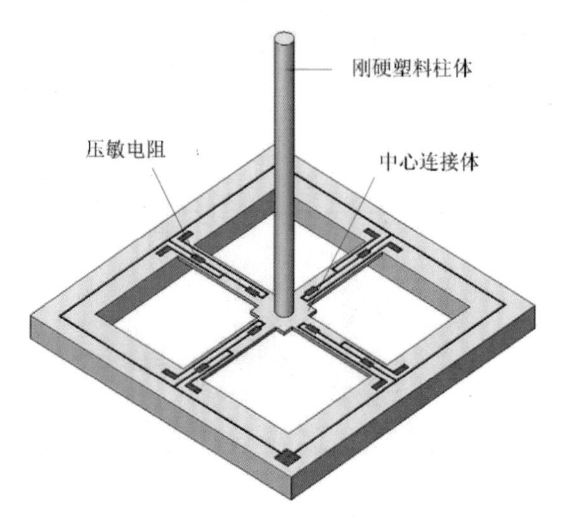

图 2-3　水听器仿鱼类侧线微结构设计

Fig. 2-3　Microstructural design of hydrophone imitating the lateral line of fish

如果直接把图 2-3 中的水听器仿鱼类侧线结构作为检测心音信号的结构，那么动纤毛就是心脏信号的主要接收区域。纤毛部分在体外声信号向悬臂梁敏感结构传递中起着至关重要的作用。因此，运动纤毛表面积的大小决定了它接收信号的能力。心音信号在传递到体表时已经比较微弱，为了增大心音信号的接收面积，在纤毛上增加一个由低密度材料制成的球体，目的是扩大心音信号的接收区域。此外，传感器只需对心音振动的单一方向敏感即可，因为心音从体表传递到敏感单元结构只有一个方向，图 2-3 中的四根悬臂梁结构在检测心音方面似乎有些多余了，梁数的增加势必会减小每根梁的应力[80]。因此，我们只需要在一个轴方向上留下两根悬臂梁来检测一维心音信号即可。在水听器仿鱼类侧线结构的基础上，笔者提出了心音传感器的敏感单元结构，如图 2-4 所示。

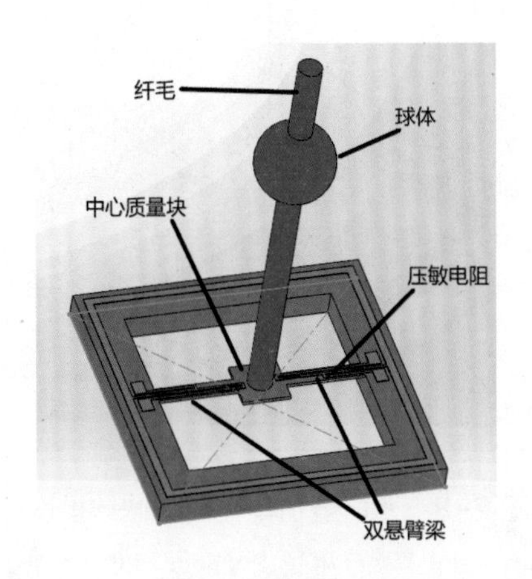

图 2-4　心音传感器敏感单元微结构

Fig. 2-4　Microstructure of sensitive unit of heart sound sensor

2.3　传感器敏感单元结构的应力和谐振频率分析

所提出的微结构的应力分析如图 2-5 所示。外力 P 沿 x 轴方向作用于纤毛和球体后，纤毛和球体在外力的作用下，沿 x 轴方向左右摆动，进而将外力转移到中心质量块。然后，两根悬臂梁就会弯曲。中心质量块的转矩 M 可由式（2–1）计算[33]:

$$M = 0.5P \cdot [\pi R^2 + \pi r(H - 2R)] \cdot H \qquad (2\text{–}1)$$

其中，$M = M_f + 2M_t$，P 为外力，R 为球体半径，r 为纤毛半径，H 为纤毛高度。x 轴上悬臂梁根部到纤毛根部中心任意点处的扭矩可由式（2–2）表示，其中，$0 < x < L$，L 为单根悬臂梁的长度。

$$M_x = F_v x + M_A \qquad (2\text{–}2)$$

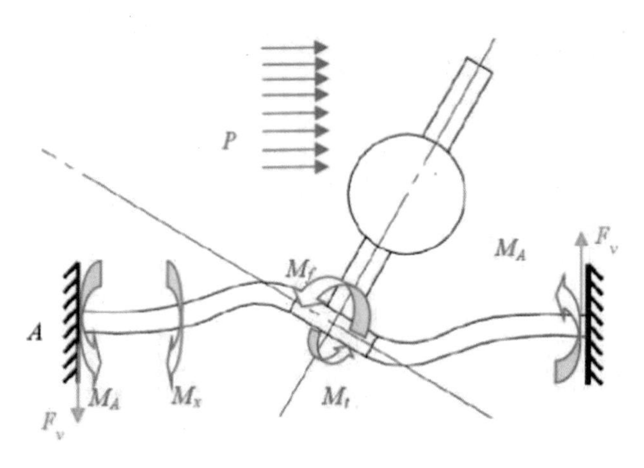

图 2-5　心音传感器敏感单元微结构应力分析

Fig. 2-5　Microstructure stress analysis of sensitive element of heart sound sensor

挠度 $D(x)$ 和转角 $\theta(x)$ 可表示为式（2–3）和式（2–4），其中 E 为悬臂梁弹性模量，I 为转动惯量，F_v 为两梁边缘受力[32]。

$$D(x)=\int_0^x \theta(x)\,\mathrm{d}x=\frac{\frac{1}{6}F_v x^3+\frac{1}{2}M_A x^2}{EI} \tag{2-3}$$

$$\theta(x)=\int_0^x \frac{M_x}{EI}\,\mathrm{d}x=\frac{\frac{1}{2}F_v x^2+M_A x}{EI} \tag{2-4}$$

$$M_A=-\frac{L^2+3wL}{3(L+2w)}F_v \tag{2-5}$$

因此，可以通过式（2–2）和式（2–5）推导出来，w 为抗弯截面系数。

$$M_x=-\frac{L^2+3aL-3x(a+L)}{4(L^2+3aL+3a^2)}\cdot 0.5P\cdot[\pi R^2+\pi r(H-2R)]\cdot H \tag{2-6}$$

在 F_v 的作用下，x 轴任意点处的拉压应力可表示为式（2–7）:

$$\sigma_x(x)=\pm\left[\frac{L^2+3aL-3x(a+L)}{\frac{2}{3}bt^2(L^2+3aL+3a^2)}\cdot 0.5H+\frac{1}{bt}\right]\cdot P\cdot[\pi R^2+\pi r(H-2R)] \tag{2-7}$$

在 ANSYS 仿真环境中对所提出的微结构进行了静力分析。所设计的微结构两根悬臂梁刚好与 ANSYS 仿真环境中的 y 轴重合。因此，沿 y 轴方向对球体和纤毛施加了 1Pa 的载荷，梁的两端都受到了充分的约束。应力分布图如图 2–6 所示。通过定义路径，提取出梁在 y 轴方向上的应力分布曲线，将压敏电阻置于应力变化最大的位置，如图 2–7 所示。

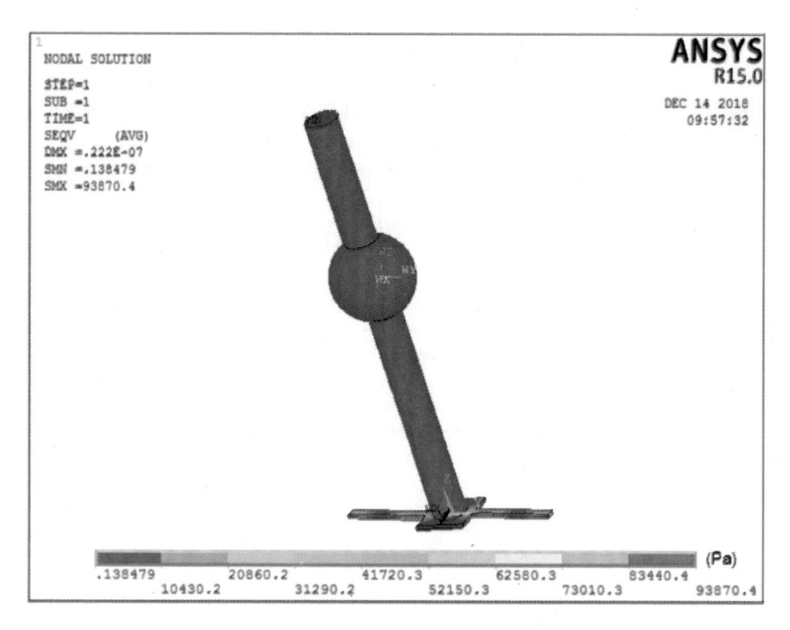

图 2-6　微结构应力分布图

Fig. 2-6　Microstructure stress distribution

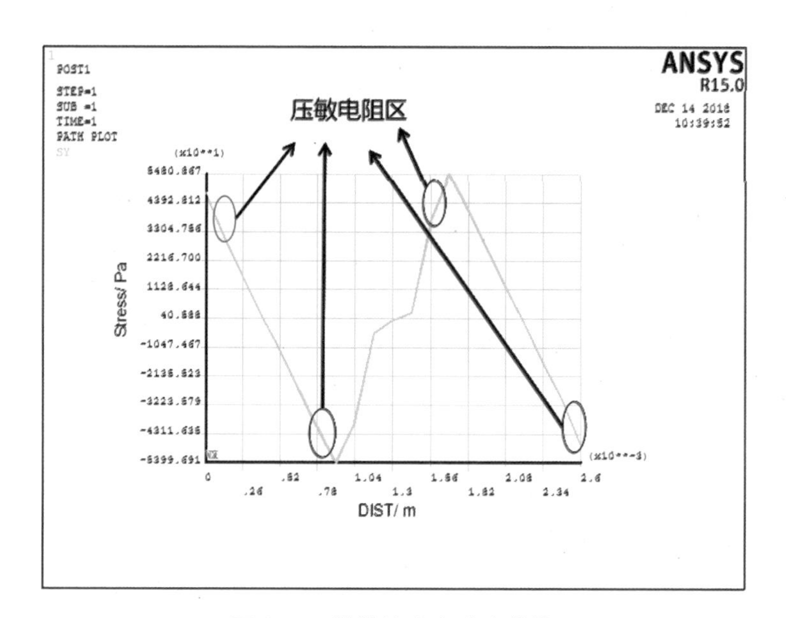

图 2-7　微结构应力分布曲线

Fig. 2-7　Microstructural stress distribution curve

同时，进一步分析了球体半径与悬臂梁应力之间的关系。当球体半径分别为 0.2mm、0.5mm 和 0.7mm 时，悬臂梁上的应力发生变化。结果发现，随着球体半径的增大，悬臂梁上的应力增大，如图 2-8 所示。这意味着所提出的微结构设计可以大大提高心音传感器的灵敏度。

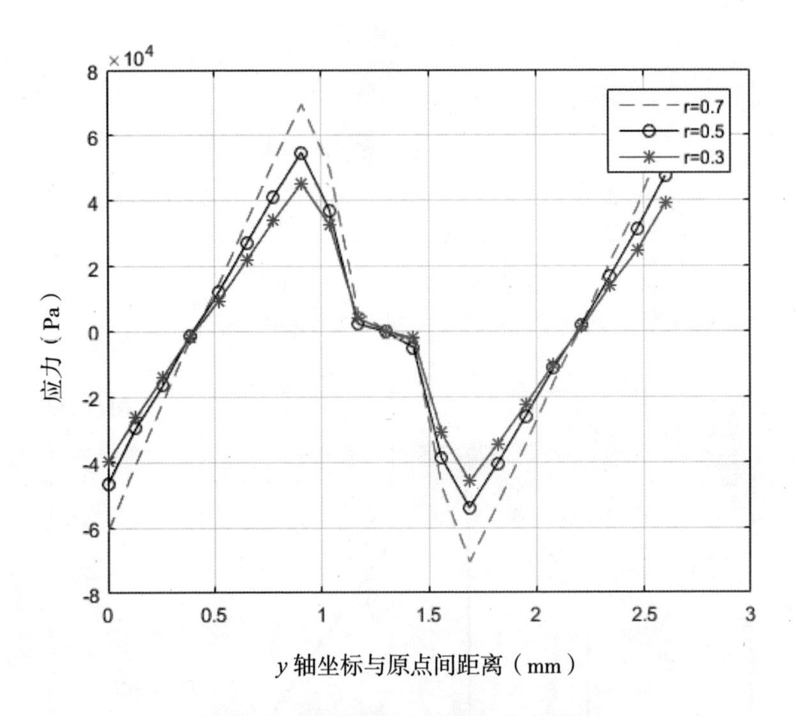

图 2-8　随着球体半径增加应力增加

Fig. 2-8　The stress increases as the radius of the sphere increases

人的心音主要由 4 个部分组成：S1、收缩期、S2 和舒张期。S1 主要分布在中低频段，在 10～140 Hz 之间。S2 的频率分布范围比 S1 宽，在 10～400 Hz 之间，而 S2 的持续时间比 S1 短。

S3 和 S4 在一些患者或者年轻人的心音中发现，频率分布主要在 50 Hz 以下，振动幅值远低于 S1 和 S2[37]。总之，临床有价值的心音频率范围通常集中在 20～600 Hz 之间。为了获得最大的心音信号，需要对微结构进行耦合封装。填充材料的性质对信号的衰减有很大的影响。当心音信号到达两种不同介质的界面时，两种介质的阻抗差异越大，心音信号能量损失越大。如果传感器的敏感元件封装时，不添加任何材料直接封装，那么心音信号传递到体表穿过透声帽后的传输介质变成了空气，由于空气和人体的密度相差很大，心音信号能量将大幅衰减 [32]。为了使微结构最大限度地接收到心音信号，通过人体软组织传递到微结构的信号的衰减要尽可能减小。因此，应选择与人体软组织声学特性阻抗相匹配的填充材料。最后，我们找到了一种阻抗与人体软组织相似的医用耦合剂（MCL）。MCL 是一种水溶性高分子凝胶，是由对羟基苯甲酸与去离子水按一定比例混合而成的高分子化合物。其 pH 为中性，对人体无害。

所设计的心音传感器微结构各部件所用材料的性能参数如表 2–1 所示。两根悬臂梁和中心质量块的材料为硅，纤毛材料为刚性塑料，球体采用低密度复合材料（LDCM）制成。

表 2-1　微结构中的材料属性

Table 2-1　Material properties in microstructure

材料	硅	刚性塑料	低密度复合材料	医用耦合剂
密度（kg/m^3）	2 330	2 320	25	1 016
杨氏模量	1.6×10^{11}	7.4×10^{10}	1.15×10^{7}	–
泊松比	0.278	0.17	0.11	–
声速（m/s）	–	–	–	1 520～1 620
声学特性阻抗（Pa·s/m）	–	–	–	1.5×10^6～1.7×10^6
声音衰减系数（dB/cm·MHz）	–	–	–	≤ 0.05
黏度	–	–	–	≥ 15
pH	–	–	–	5.5～8

由于微结构封装在流体中，为了获得传感器的实际谐振频率，基于流固耦合模型对微结构进行了模态分析。当微观结构在流体中振动时，会受到流体的阻力，谐振频率会比没有液体时的谐振频率有大幅降低。这个阻力由两部分组成，一是结构带动周围液体同振所需要施加的力，与振动加速度成正比；另外一部分是液体的振动阻尼力，与速度成正比。流固耦合对传感器谐振频率的影响也可以从品质因数的角度来表达[80]：

$$f = f_0 \frac{1}{\sqrt{1 + hm_f / m}} \sqrt{1 - 0.5(\frac{1}{Q_t})^2} \tag{2-8}$$

当球体半径变化时，会引起流体和传感器微结构之间的界面状态发生变化，会影响流体的阻尼系数和附加流体的质量。因此，传感器的谐振频率将会改变。随着半径的增大，传感器的附加质量和振动阻尼将增大。传感器的谐振频率降低，工作频带变窄。

在流固耦合条件下，对所提出的心音传感器微结构进行模态分析仿真结果如图 2–9 所示。该微结构的谐振频率为 811.297 Hz，高于 600 Hz。因此，该传感器的频响带宽可以满足心音信号检测的要求。

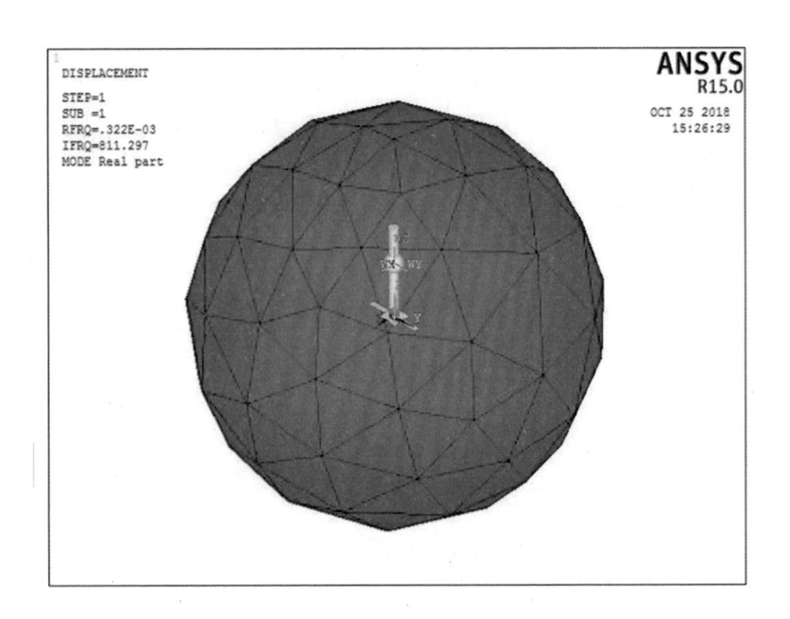

图 2-9　微结构流固耦合模态分析结果

Fig.2-9　Results of fluid-solid coupling modal analysis of microstructure

通过仿真得到灵敏度和频响带宽均满足要求的最佳心音传感器微结构尺寸如表 2–2 所示。

表 2-2 微结构各部件最佳尺寸

Tab. 2-2 Optimal dimensions of each component in microstructure

参数	悬臂梁长	悬臂梁宽度	悬臂梁的厚度	中心质量块的半径	纤毛的半径	纤毛的高度	球体的半径
符号	L	b	t	a	r	H	R
数值	1mm	0.24mm	0.04mm	0.5mm	0.25mm	5mm	0.5mm

2.4 传感器的加工、封装及测试

心音传感器的核心敏感单元微结构是利用 MEMS 加工工艺制作的。首先，制作该传感器微结构中的梁和中心质量块，制作过程如图 2-10 所示。

梁和中心质量块结构制作好之后，在质量块位置上，利用显微镜放大粘贴纤毛和球体结构，完成心音传感器微结构的制作。我们制作了两种不同结构的传感器用于心音信号检测，如图 2-11 所示。图 2-11（a）为 MEMS 仿生水听器的微结构。图 2-11（b）是经过改进的心音传感器的微结构。所设计的心音传感器的外壳封装如图 2-12（a）所示。传感器的微结构固定在两个卡槽中。采用声学性能良好的聚氨酯透声帽对微结构进行封装，并将医用耦合剂注入探头仓内。将其封装制作完成后，一台完整的心音传感器外观如图 2-12（b）所示。

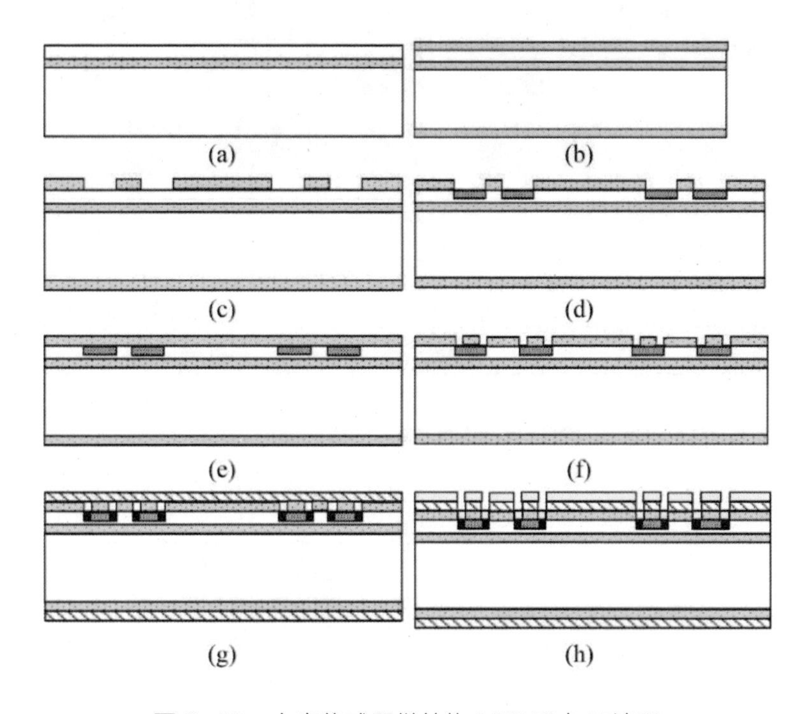

图 2-10　心音传感器微结构 MEMS 加工流程
(a) 准备晶片；(b) 双面氧化；(c) 电阻条窗口蚀刻；
(d) 注入硼离子和形成压敏电阻；(e) 再氧化；(f) 重硼掺杂区刻蚀；
(g) 注入浓硼离子和氮化硅的双边沉积；(h) 铅焊和金属溅射

Fig.2-10　Fabrication process of the proposed sensor
(a) Preparing wafers; (b) Double-sided oxidation; (c) Resistance bar window etching; (d) Boronions injection and piezoresistor formation; (e) Reoxidation; (f) Heavy borondoping zone etching; (g) Thick boronions injection and two-sided depositionof silicon nitride; (h) Lead bonding and metal sputtering

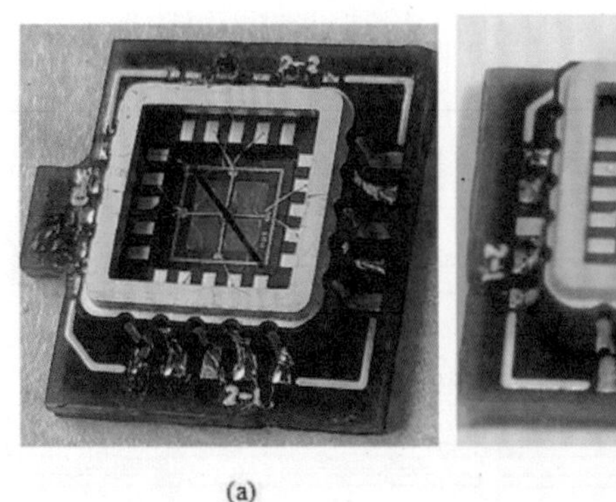

(a)

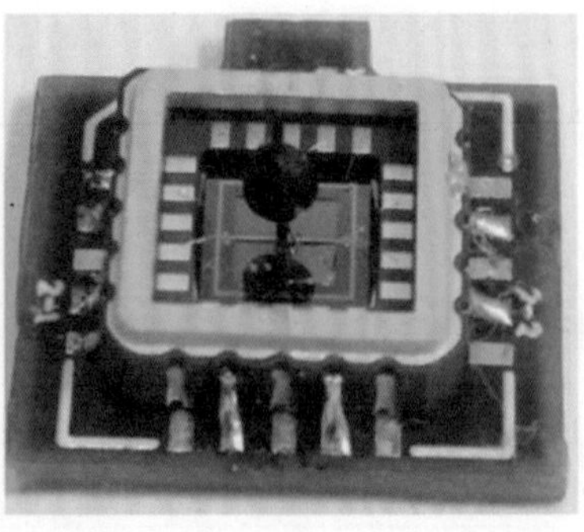

(b)

图 2-11 传感器微结构实物图

(a)MEMS 仿生水听器微结构；(b) 所提改进的心音传感器微结构

Fig. 2-11 Schematic diagram of sensor microstructure

(a) The micro-structure of MEMS bionic hydrophone and;

(b) the proposed micro-structure of the heart sound sensor

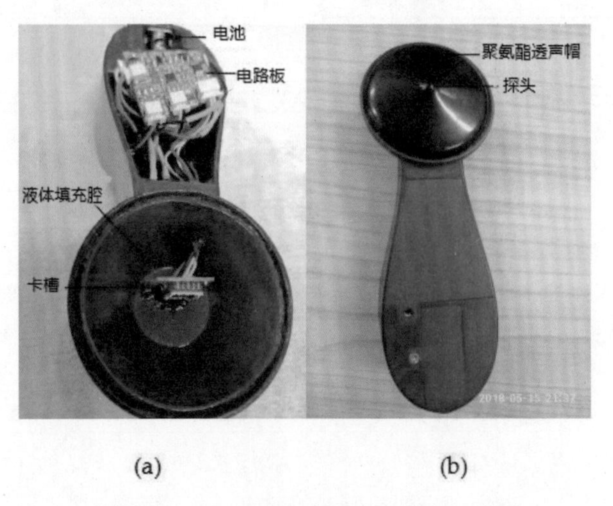

(a) (b)

图 2-12 传感器结构封装及外观设计

(a) 所提心音传感器封装；(b)MEMS 电子听诊器外观

Fig. 2-12 Installation and appearance design of sensor

(a) The installation of the proposed heart sound sensor and;

(b) the stethoscope’s appearance

如果再配上手机 APP 心音采集软件，传感器采集到的心音数据可通过蓝牙模块发送给手机，并在手机 APP 上实时显示心音信号波形，如果这时佩戴上一副耳机，可以同步听到实时播放的心音，这时，这台心音传感器已不能再称为心音传感器了，应该称为电子听诊器了。采集心音数据时，患者平躺在病床上，将这台电子听诊器平放在患者胸骨左缘，这时可以在手机上看到清晰的心音信号波形，如图 2–13 所示。

为了测试所提出的 MEMS 电子心音传感器的性能，利用信噪比指标比较了图 2–11 中两种传感器检测到的心音信号的质量。我们使用两个不同微结构的听诊器来检测一个健康人在相同环境下的心音。用图 2–11（a）中所示传感器微结构检测到的时域心音波形图如图 2–14（a）所示，用图 2–11（b）所示传感器的微结构检测到的时域心音信号波形如图 2–14（b）所示。图 2–11（a）中微结构的空采噪声输出如图 2–14（c）所示，图 2–11（b）中微结构的空采噪声输出如图 2–14（d）所示。两个传感器的信噪比计算由公式（2–9）得到[81]。

$$SNR=\frac{E_s}{E_n}=\frac{\sum x_j^2}{\sum n_e^2} \tag{2-9}$$

式中，E_s 表示含噪心音信号的时域能量，E_n 表示空采噪声信号的时域能量。x_j 表示含噪心音信号每个采样数据点的振幅，n_e 表示空采噪声数据点的振幅。

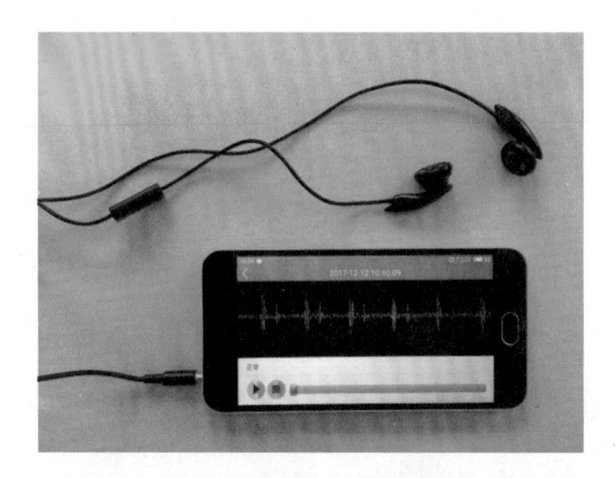

图 2-13　心音传感器数据采集平台

Fig.2-13　Data acquisition platform of heart sound sensor

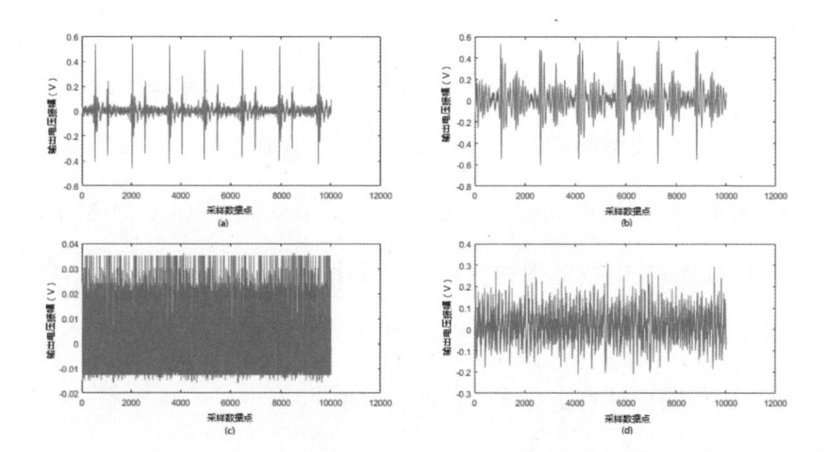

图 2-14　两个不同微结构的心音传感器所测信号波形

(a) 图 2-11(b) 中的传感器测试所得心音信号；(b) 图 2-11(a) 中的传感器测试所得心音信号；(c) 图 2-11(b) 中的传感器的静置噪声；(d) 图 2-11(a) 中的传感器的静置噪声；

Fig. 2-14　Signal waveform detected by the two sensors

(a) The cardiac signal detected by the sensor in Fig.2-11(b); (b) The cardiac signal detected by the sensor in Fig. 2-11(a); (c) The noise detected by the sensor in Fig. 2-11(b); (d) The noise detected by the sensor in Fig. 2-11(a)

经过 MATLAB 软件计算得到，图 2-11（a）中传感器的信噪比为 -0.15dB，图 2-11（b）中传感器的信噪比为 15.1dB。由于美国 3M Littmann 3200 型电子听诊器是市场上应用较为成熟、被各大医院认可的电子听诊器，为了进一步验证所提出的 MEMS 电子心音传感器的性能，对美国 3200 型电子听诊器的心音信号质量进行了测试。在几乎相同的实验环境中，采用相同的实验步骤，3M Littmann 3200 型电子听诊器实测心音信号波形如图 2-15 所示。图 2-15（a）是 3M Littmann 3200 型电子听诊器所测的含噪心音信号，图 2-15（b）是 3M 电子听诊器空采噪声。经计算，3M 电子听诊器测试信号的信噪比为 6.9dB。

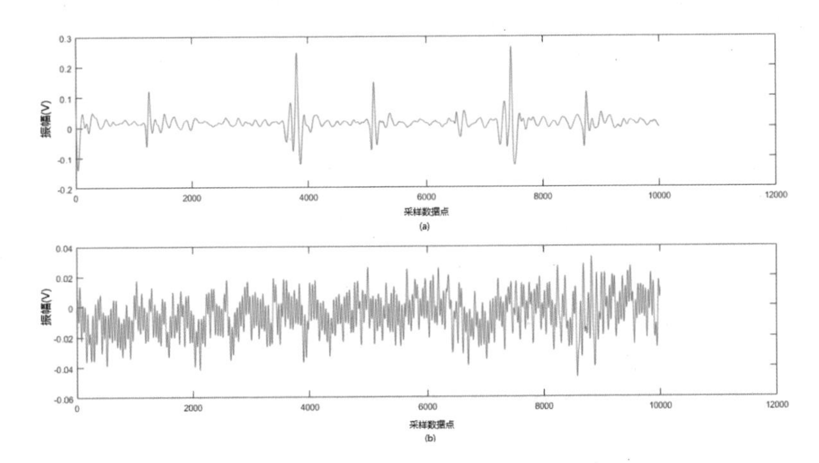

图 2-15　3M 电子听诊器实测心音信号和空采噪声

(a) 实测心音；(b) 空采噪声

Fig.2-15　The heart sound signal and the empty sampling noise detected by 3M electronic stethoscope

(a) the heart sound signal; (b) the empty sampling noise

同时，我们利用经过结构改进后所设计的心音传感器来检测 4 例冠心病患者胸骨左缘处的异常心音。他们的心音波形如图 2-16 所示。从波形中可以清楚地看到一些有用的病理信息。在图 2-16（a）中，S1 的振幅低于 S2，且波形伴有非常明显的舒张期杂音和收缩期杂音。图 2-16（b）中可见明显的 S3 和 S4，为冠心病心音异常的临床常见心音特征。在图 2-16（c）中，S1 持续较长时间，波形有明显的收缩期杂音和舒张早期杂音。在图 2-16（d）中，很难区分 S1 和 S2，因为收缩期很短，患者的心率很快。

2.5 结　论

这一章主要介绍了一种基于 MEMS 技术的电子心音传感器的设计、仿真、制作和封装。在水听器仿鱼类侧线敏感单元微结构的基础上进一步改进提出了心音传感器微结构设计，即在动纤毛上增加一个低密度材料的球体构成的一维结构。通过理论分析和 ANSYS 有限元仿真，得到了该微结构灵敏度较高的结论，并且频响带宽满足测试心音信号需求的微结构各单元的最优尺寸。同时，利用阻抗接近于人体软组织的医用耦合材料对改进的微结构进行耦合封装，大大降低了心音信号传递到传感器界面所造成的信号衰减问题。利用制作好的电子听诊器测试心音信号，结果表明：提出的心音传感器不仅可以检测健康人，而且在现实生活中也能很好地检测心脏病患者的心音信号。其次，理论仿真和实际测试均证明了经过结构改进的心音传感器在检测心音信号方面比水听器微结构制作的心音传感器具有更高的性信噪比。最后，通过实测心音数据的比较进一步表明：书中所提出的心音传感器的信噪比要优于美国 3M Littmann 3200 型听诊器大约 8.2dB。

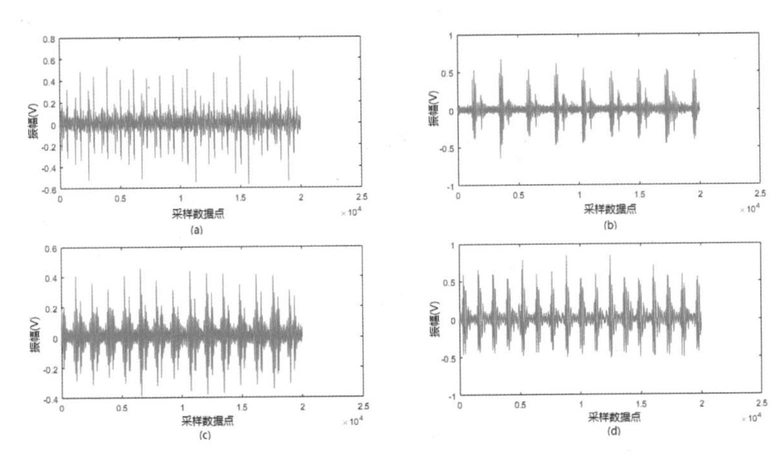

图 2-16　用改进的心音传感器采集的冠心病心音

(a) S1 的振幅低于 S2；(b) 含明显的 S3 和 S4；

(c) 含收缩期和舒张早期杂音；(d) 收缩间期明显缩短

Fig. 2-16　CHD heart sounds collected with an improved heart sound sensor

(a) The amplitude of S1 is lower than that of S2; (b) Obvious S3 and S4;

(c) Apparent systolic and early diastolic murmurs;

(d) Systolic has taken a very short time

第 3 章

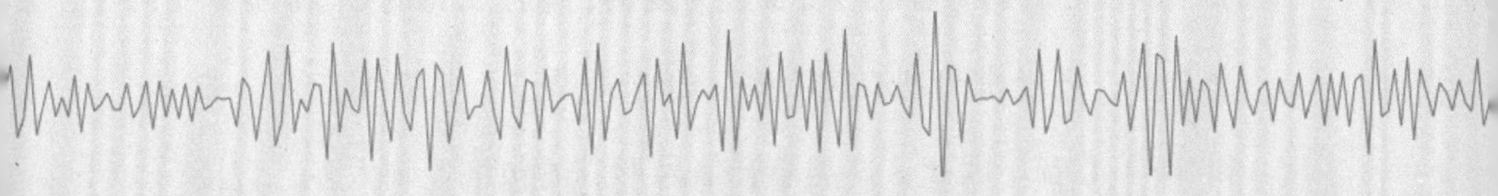

心音信号预处理

3.1 引 言

许多心脏病患者的心音都较为复杂，除了常见的 S1 和 S2 心音之外，还经常出现心律不齐、舒张期杂音、收缩期杂音、S3 和 S4 等心音。因此，这类心音信号形成的包络毛刺太多，直接利用双阈值分段定位算法无法对这些心音信号进行准确的分段定位，继而无法实现计算机自动识别 S2 的起点和终点，也无法单独提取 S1 进行重点分析。因此，本章提出了心音信号预处理算法，主要包括归一化处理、小波阈值消噪、心音与心杂音的分离，以及小波变换包络提取和双阈值定位分段等。

3.2 离散小波变换心音信号去噪

电子听诊器采集到的心音信号在分析过程中首先碰到的最大

难题就是环境噪声效应。除了在采集心音信号时，尽量减少患者周围的外来噪声影响之外，研究学者还提出了各类心音信号消噪算法对心音信号去噪，其中被广泛认可的是小波阈值消噪算法。小波变换被称为信号处理领域的“放大镜”，结合了多尺度信号处理技术和子带压缩编码技术，较好地解决了时间和频率分辨率不能同时达到最优的矛盾；由于小波变换在时频域有很好的局部化性质，因此其在心音信号这类随机信号分析和处理中应用广泛，如语音分析与合成、信号的奇异性检测、图像处理和地震信号处理等领域都得到了应用。

小波变换已经成为许多应用中必不可少的工具，但其有效性受主要参数的影响。小波基函数的选择和分解层数是影响小波去噪效果的关键因素。因此，小波基函数的选择和分解层数的确定是目前小波阈值消噪算法研究的核心内容。

心音的噪声是由呼吸系统的声音甚至周围环境的信号所引起的，它的特征是具有广泛的频谱范围。此外，它还有一个随机变化的特性[81]。从心音图（PCG）记录中分离噪声被证明是一个具有挑战性的任务，因为它们在频率和时间域上存在固有的重叠。为了克服降噪中存在的问题，人们发展了信号增强方法，即信号去噪。近年来，离散小波变换（DWT）已成为医学、物理等诸多领域应用最广泛的工具，因为它可以利用各种可用的小波族来分析不同分辨率的信号。在 20 世纪 80 年代末，Mallat 发现了正交镜像滤波器和正交小波函数之间的关系[82]。小波的第一个概念是由Mallat在1984年提出的。然后，Meyer、Mallat和Daubechies对正交小波函数的发展做出了杰出贡献。如果不选择小波基函数和子波的分解层次（DL），直接应用DWT消噪是很困难的[83]。根据文献[84]中的作者所述，去除噪声的最佳方法是使用Coif（4和5）小波基函数在第8层分解处。一些作者使用固定的小波基函数，如使用symlet小波基函数分解9层、11层和14层[85]。然而，对于不同心音数据库或不同电子听诊器采集到的心音数据，这种固定小波基函数的固定分层选择会导致信号失真，从而给后续的信号分析带来误导。另外，不同患者因为病理情况发生变化，他们的心音信号之间存在很大的差异，以往的研究已经发现，确定PCG的最佳小波去噪参数取决于初始仿真条件[86]。

PCG信号在单个心动周期内是不稳定的。在心脏周期中，PCG信号由两种声学振动组成：心音和心脏杂音。心脏瓣膜发出心音，触发心血管系统压力梯度产生的一系列振动。心音由S1、S2、S3和S4音组成。S1声之后是收缩期，S2声之后是舒张期，完成PCG信号的一个完整周期。PCG信号有低频和高频两种声音。由于小波分析方法是将信号分解成不同的频带来消除噪声，因此信号的频带是非常重要的。第一心音（S1）集中在40～200 Hz之间，第二心音（S2）的频率（50～250 Hz）高于S1。第三（S3）和第四（S4）心音是20～70 Hz的极低频声音。在心脏周期中，杂音可能出现在不同的声音实例中，由于瓣膜狭窄相关的疾病，杂音可能高达 600 Hz 以上。杂音可分为收缩期杂音和舒张期杂音。一般来说，S1 和 S2 之间的收缩期杂音出现是由于血流经过心室流出狭窄的通道时发生射血或出现返流，而舒张期杂音出现在 S2 之前，或 S1 之后发生，可能是由于湍流的血液通过二尖瓣和三尖瓣或主动脉瓣和肺动脉瓣膜时发出的。

离散小波变换的主要思想是通过一系列高通滤波器（H）和低通滤波器（L）将信号分解成不同频率的分量。通过分析高频分量和低频分量，可以消除作为噪声的小细节系数。数学上，利用式（3–1）得到小波变换[53]:

$$W_x(a,b)=\frac{1}{\sqrt{a}}\sum_{n=0}^{N-1}S(n)_N\,\varphi^*\left(\frac{n-b}{a}\right) \tag{3–1}$$

离散小波变换的结果是许多小波系数 $W_x(a,b)$，式（3–1）中 a 是尺度因子在时间域内离散采样点上的取值，b 是时移因子在位移域内的离散采样点上的取值。常用的离散方法是对尺度因子按幂级数离散，选取 $a=2^j, j=0,1,2,3\cdots,\log_2(s(n)\text{的长度})$，$b=k2^i$，$s$（$n$）是含噪声信号，$\varphi$ 是母小波函数。在离散小波变换方法中，每一层的系数分别是高通滤波器和低通滤波器对上一层低通滤波器输出信号的频率再次进行二分频滤波而得到，分别得到近似分量 $A(k)$ 和细节分量 $D(k)$。因此，原函数经过离散小波变换之后，每一层的信号被分解成近似分量与细节分量，第一层中的近似分量可以继续利用离散小波变换分解为第二层近似分量与细节分量的和。即每一层的离散小波变换都把该层的输入分解成本层输入信号一半低频频谱对应的近似分量信号和本层输入信号另外一半高频频谱对应的细节分量信号。以此类推，每级均有两种不同频谱分布的信号输出，而且这两种信号的频谱带宽较上一级信号频谱相比，带宽均减半。因此，每一级的采样频率也应该减半而不至于引起信息的丢失，这样就实现了原始信号 $s(n)$ 的多分辨率分解。每一层的细节分量经过阈值选取进行滤波后，再根据小波基函数 φ 和尺度函数 Φ，以及滤波后的各层细节分量对信号进行重构，重构的计算公式为式（3-2），式（3-3），式（3-4）。

$$y(n)=\frac{1}{\sqrt{a}}\sum_k A(j,k)\Phi_{(j,k)}+\sum_{j=0}^{m}\sum_k D_j(k)\psi_{j,k}(n) \quad (3-2)$$

$$D_j(k)=\frac{1}{\sqrt{a}}\left(\sum_n s(n)\psi_{j,k}(n)\right),k=0,1,2,\cdots 2^{j-1} \quad (3-3)$$

$$A_j(k)=\frac{1}{\sqrt{a}}\left(\sum_n s(n)\Phi_{j,k}\right) \quad (3-4)$$

式中，$j=0,1,2,3,\cdots,\log_2\left(s(n)\text{的长度}\right)$，$k=0,1,2,\cdots 2^{j-}$，$n$ 表示信号 $s(n)$ 的时间信息。对信号进行分析和修正之后，再由 H’ 和 L’ 组成的另外一个滤波器进行滤波，称为合成滤波器。H’ 和 L’ 的输出之和与原始信号相同。图 3-1 为含噪心音信号通过离散小波变换的分解与滤波重构最终实现小波阈值消噪的过程。

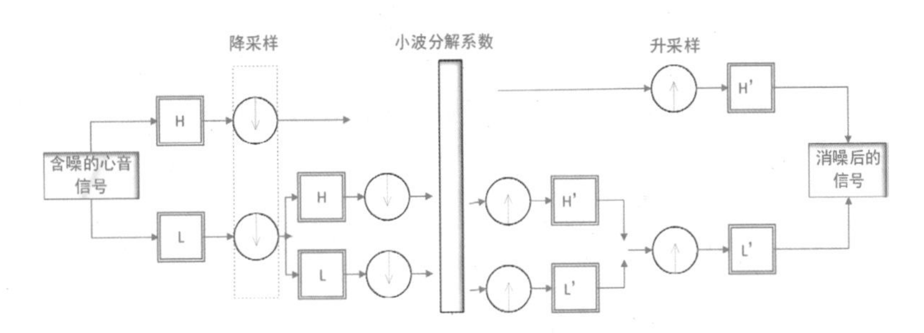

图 3-1　小波变换法对信号进行分解和重构过程

Fig. 3-1　Wavelet transform decomposition and reconstruction of signal

PCG 信号经常被许多不同类型的噪声污染，这影响了数据的质量，同时掩盖了数据本身所具有的真实意义。离散小波变换算法是降噪效果满意度较高的算法之一。然而，噪声信号通常以高频系数的形式出现。噪声信号的正细节系数和负细节系数的幅值都很小，但近似分量系数很大。在这方面，我们的目标也将是在保留信号特征的同时去除高频噪声。利用式（3–5）表示原始 PCG 信号被噪声污染的情况。

$$s_N(n) = s_0(n) + v(n), n = 1,2,3\cdots N \tag{3–5}$$

$$v(n) = \left(\mu_{s_0} + A\sigma_{s_0}\right)\cdot x_{Noise}, A \in Z \tag{3–6}$$

其中，$s_N(n)$ 表示被噪声污染的信号；$s_0(n)$ 表示纯净的心音信号，x_{Noise} 表示噪声信号，式（3–6）中的 μ_{s_0} 和 σ_{s_0} 分别表示纯净心音信号 $s_0(n)$ 的均值和标准差。均值和标准差的定义由式（3–7）和式（3–8）来描述，说明噪声长度与实际信号的长度 $s_0(n)$ 近似相等，且 $s_0(n)$ 的最大值和最小值与 $s_N(n)$ 的大小近似相等，这是非常重要的。为了使信号得到明显的变化，应充分选择噪声功率。有研究表明，最佳分解层数主要取决于噪声的功率[87]。

$$\mu_{s_0}=\frac{\sum_{n=1}^{N}s_0(n)}{N}，N\text{ 是采样数据点数} \tag{3-7}$$

$$\sigma_{s_0}=\sqrt{\frac{1}{N-1}\sum_{n=1}^{N}\left(s_0(n)-\mu_{s_0}\right)} \tag{3-8}$$

另一方面，选取合适的母小波函数是展示小波变换去噪优势的一个重要步骤。注意到文献 [18] 和文献 [19] 提出用小波函数进行 PCG 信号去噪的方法，如 symlet 或 Daubechies 小波。symlet 小波非常类似于 Daubechies 小波，但具有更好的对称性[87]。因此本书选择 symlet 小波族进行心音去噪。对于给定的支撑长度，symlet 小波变换的消失矩数最大，它是由尺度滤波器定义的。

总体而言，小波去噪原理包含三个主要步骤：（1）小波分解；（2）阈值选择；（3）信号重构。在第一步中，含噪信号被分解为多个层次上的近似分量和细节分量。在去噪过程中，低频噪声的细节分量是非稀疏的，同时近似分量仍然可以包含低频噪声，这样限制了噪声阈值化的有效性。另一方面，在低信噪比的情况下，实验微弱信号往往难以研究。冠心病舒张期心杂音是非常微弱的心音信号，如果冠心病心音数据本身的信噪比非常低的话，那么提取冠心病舒张期杂音是非常困难的。因此，利用自制 MEMS 电子听诊器采集到的冠心病心音数据含噪类型单一，信号的信噪比本身较高，去噪过程重点考虑选择对称性好的小波基函数（如 sym3），以及确定最优分解层数和每层的阈值函数。值得注意的是，这个选择最终涉及在信号中仍然携带一些噪声和去掉一些有用信号细节之间的一个权衡。最后，利用最后一层的近似系数（N）和所有层的阈值消噪后的细节系数（1–N），在不损失信息的情况下重构去噪信号。

（1）小波分解

注意到文献 [88] 提出用小波函数进行 PCG 信号去噪的方法，如 Symlet 或 Daubechie 小波。Symlet 小波是由 Inrid Daubechies 提出的，Symlet 小波是在 db 小波的基础上做了进一步改进得到的一种正交紧支撑小波函数，它是一种建立在多分辨率分析和多采样率滤波器理论基础上的离散序列小波变换。前文提到 Symlet 比 Daubechie 小波具有更好的对称性，可避免在信号的分解与重构中的信号失真。sym1 小波的滤波器不连续，不能使用；sym2 小波的滤波器长度较短，但容易受外界干扰的影响，我们最终选择了 sym3 小波基函数。Symlet 小波定义为 [89]：

假定 $m_0(w)=\frac{1}{\sqrt{2}}\sum_{k=0}^{2N-1}h_k\mathrm{e}^{-jkw}$，考虑 $\left|m_0(w)\right|^2$ 为 $z=\mathrm{e}^{jw}$ 的函数 W，可以用不同的方法分解为：

$$W(z)=U(z)U\left(\frac{1}{z}\right) \tag{3-9}$$

Symlet 小波通常表示为 sym$N$（N=2,3, …, 8）。sym3 小波的尺度函数与小波函数波形如图 3–2 所示。

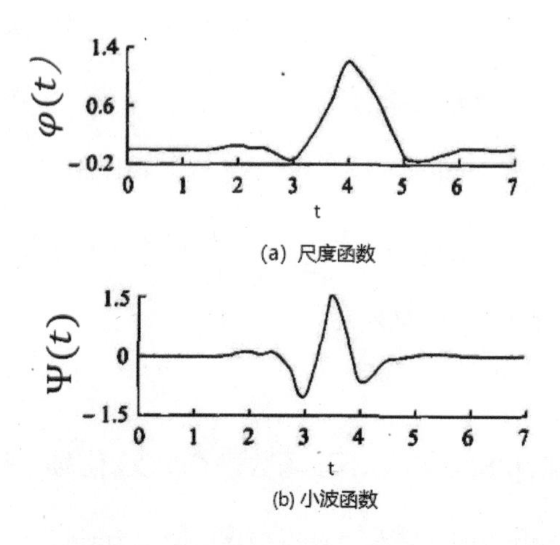

图 3-2　sym3 小波尺度函数与小波函数

(a) 尺度函数；(b) 小波函数

Fig. 3-2　Sym3 wavelet scale function and wavelet function

(a) scale function;(b) wavelet function

下面以一例来自实验室自制 MEMS 电子听诊器测得的冠心病心音信号为例，说明小波阈值的选择及分解层数对滤波消噪效果的影响。我们首先尝试采用具有对称结构的 sym3 小波基函数对含噪心音信号进行 6 层分解，分解得到的每一层近似分量和细节分量如图 3-3 所示。从图 3-3 可以清楚地看到，噪声信号主要分布在每层的细节分量中，而纯净的心音信号主要分布在每一层的近似分量。

（2）阈值选择

为了去除小波域中的噪声，可以采用软阈值和硬阈值两种阈值函数进行降噪。在硬阈值降噪处理中，所有细节系数（CD）的绝对值低于阈值的值被简单地设置为零，其他细节系数保持不变。软阈值法与硬阈值法相似，但将小波系数的幅值缩小到阈值以上。软阈值需要更多的计算，但去噪性能更好。

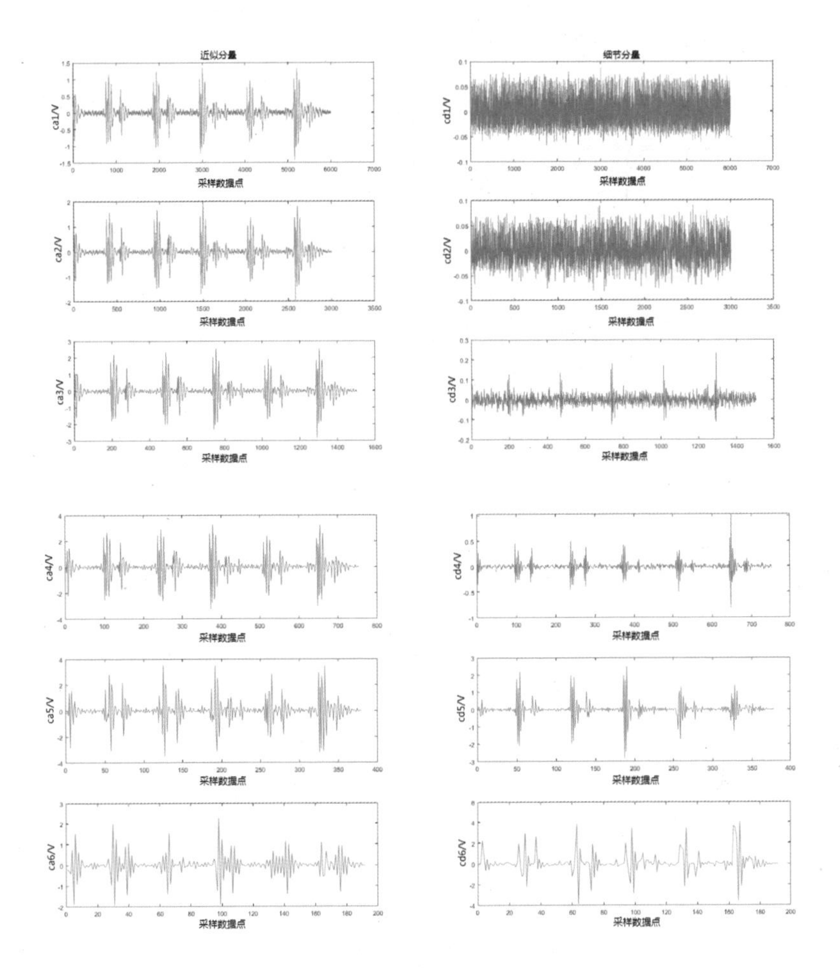

图 3-3　基于 sym3 小波的含噪冠心病心音信号 6 层分解

Fig. 3-3　6-layer decomposition of noised CHD heart sound signal based on Sym3 Wavelet

硬阈值去噪公式如式（3-10）所示：

$$x_{ht}=\begin{cases}CD_j, & \left|CD_j\right|\geq\beta_j \\ 0, & \left|CD_j\right|<\beta_j\end{cases}\quad \beta_j\text{：阈值} \tag{3-10}$$

软阈值去噪公式为式（3–11）：

$$x_{st}=\begin{cases}sign\left(CD_j\right)\left(CD_j-\left|\beta_j\right|\right), & \left|CD_j\right|\geq\beta_j \\ 0, & \left|CD_j\right|<\beta_j\end{cases} \tag{3-11}$$

阈值的确定是小波阈值消噪算法中的一个难题。如何在去除噪声的同时保留信号本身的有用信息完全取决于阈值的选择。实际上，阈值可以全局或局部应用。在全局阈值的情况下，一个单一的值适用于所有的细节系数。而在局部情况下，每个小波分解层上都可以选择不同的阈值。本书中的噪声阈值是在文献 [89] 提出的通用阈值（β）的基础上提出的。可由式（3–12）表示[89]：

$$\beta_j=\sigma_j^{Noise}\sqrt{2\log\left(N_j\right)} \tag{3-12}$$

其中，N_j 是信号在分解尺度 j 上的长度，σ_j^{Noise} 是噪声方差，可由式（3–13）计算得到：

$$\sigma_j^{Noise}=\frac{median\left(\left|CD_j\right|\right)}{0.6745} \tag{3-13}$$

对每一层的细节分量进行上述软阈值处理，处理后的结果如图 3–4 所示。由图 3–3 和图 3–4 中右侧的高频细节分量对比发现，软阈值消噪算法将每一层的高频噪声全部滤除掉了，只剩下少量的低频心音信号。

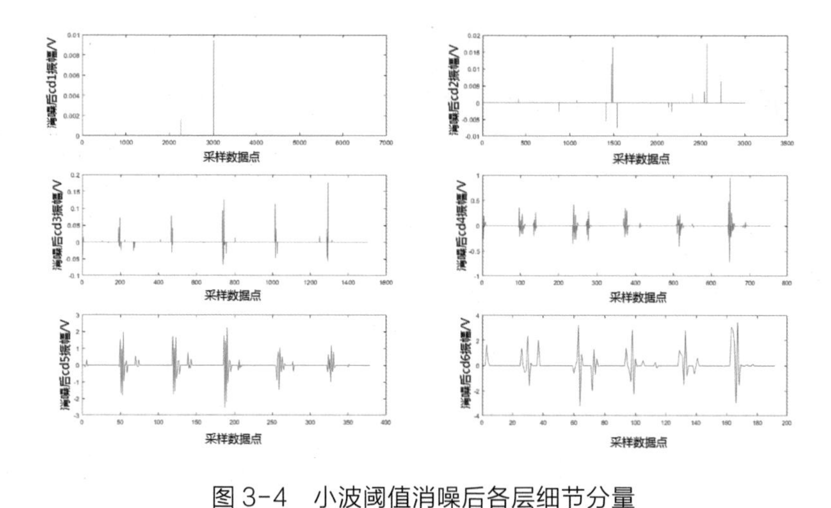

图 3-4　小波阈值消噪后各层细节分量

Fig. 3-4　Detail components of each layer after wavelet threshold denoising

（3）信号重构

之后，将第 6 层的低频分量和每一层的细节分量按公式（3-13）经软阈值消噪后的分量（cd1soft, cd2soft, cd3soft, cd4soft, cd5soft, cd6soft）通过 MATLAB 中的小波重构函数 waverec 进行了重构。重构后的结果如图 3-5 所示，发现分解 6 层进行软阈值消噪的效果不太理想，虽然噪声被大幅滤除了，但同时也将一些非常重要的病理信息滤除掉了，如原始含噪心音信号中第三个完整的心动周期中的舒张期本来有明显的第三心音，但是经过软阈值滤波之后，第三心音完成看不到了。原因是第三心音在第 6 层的近似分量中已经不存在了，因此考虑将分解层数减少一层进行处理。得到的采用 sym3 小波基函数分解 5 层后，采用软阈值滤波消噪后的心音信号图如图 3-6 所示。从图 3-6 中我们再次非常清楚地看到了第三个心动周期中舒张期所含的第三心音。虽然波形整体的噪声滤除效果没有图 3-5 中所示的效果好，但是心音信号的滤波消噪本来就是在滤除噪声和保留有用病理信息之间的一种权衡，如果一味地强调消噪而丢失了真正有用的病理信息，那么后续的研究就没有了任何意义。冠心病心音信号所含的关键的病理信息在舒张期，振幅较小，频率较高，如果分解层数不合适，很容易将舒张期的病理信息当成噪声滤除掉。

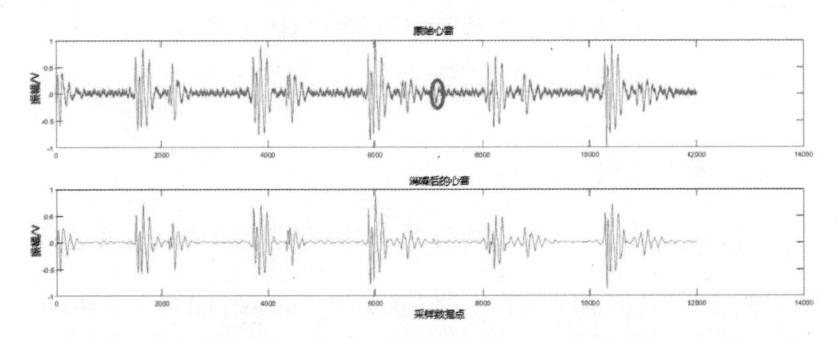

图 3-5　利用 sym3 小波分解 6 层阈值去噪后重构效果

Fig.3-5　The reconstruction effect after 6 layers decomposition using by sym3 wavelet

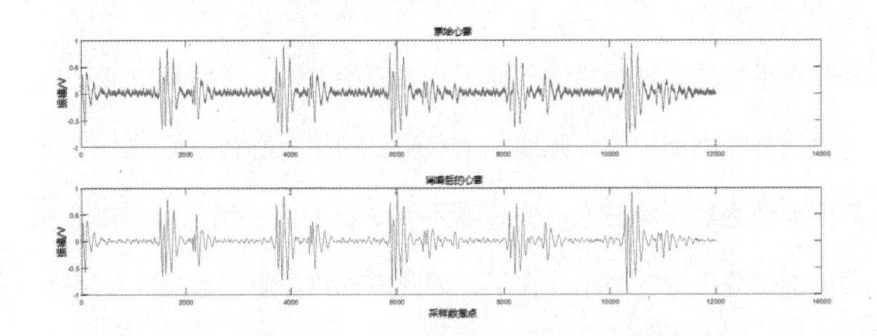

图 3-6　利用 Sym3 小波分解 3 层阈值去噪后重构效果

Fig.3-6　The reconstruction effect after 3 layers decomposition using by sym3 wavelet

因为冠心病舒张期湍流性杂音属于高频杂音，且振幅较小，在消噪的同时很容易被当成噪声滤除掉。根据图 3-3 所示的小波分解各层细节分量可以发现：MEMS 电子听诊器所测的心音信号噪声主要分布在前三层，从第四层开始的后面各层细节分量所含的噪声已经非常少了。用 MEMS 电子听诊器所测的冠心病心音数据，在采集过程中患者采用仰卧位时可直接将听诊器放置在患者胸骨左缘位置，无须手持，所以心音中所含的噪声类型单一（为高斯白噪声），功率较小。因此，决定对 MEMS 电子听诊器所采集的冠心病心音信号统一采用 sym3 小波基函数进行 3 层分解，每一层的消噪阈值按照式（3-12）进行计算得到。消噪重构后的信号如图 3-6 所示，噪声明显去除了，同时在第 5 章提取冠心病舒张期心音特征时，进一步证明了，本章所采用的消噪算法的效果是可行的。消噪后的冠心病舒张期心杂音能量明显高于消噪后的健康人的舒张期心音能量。在消噪的同时很好地保留了冠心病心音的病理特征。

相比较而言，用 3M 电子听诊器采集到的冠心病心音数据的消噪就显得比较困难，因为 3M 电子听诊器采集的心音数据的信噪比较低，再加上采集患者心音数据过程中需要一直手持听诊器，因此心音中所包含的噪声还包括了听诊器与皮肤之间摩擦而产生的尖峰噪声，随机性强，难于去除。例如，一例冠脉堵塞程度在 70% 以上并利用 3M 电子听诊器测得的冠心病患者的心音数据，原始的心音波形被大量的噪声污染，已经无法用人工识别的方法直接区分出 S1 和 S2，以及收缩期和舒张期。尝试利用 sym3 小波对该心音信号进行 8 层分解后的波形如图 3-7 所示，每一层的细节分量中所包含的噪声与 MEMS 电子听诊器所包含的噪声类型不一样，随机性很大，很难分辨出哪些是有用信号，哪些是噪声了，因此，滤波消噪非常困难。首先，尝试利用公式（3-12）进行自适应小波阈值消噪，从图 3-7 中可以看到最后一层的低频近似分量正好是一个基线漂移，这样在信号重构之前，除了对每一层的高频细节分量进行小波阈值消噪，对最后一层的基线漂移近似分量全部置零处理。

经过消噪后的信号如图 3-8 所示。从图 3-8 中，我们可以清晰地分辨出 S1 和 S2 以及 S3 和 S4、收缩期和舒张期。如果信号处理的最终目的是为了实现精准的分段定位，那么图 3-8 所示的消噪效果是非常理想的，至少完成了肉眼都难以完成的对该心音直接进行分段和定位的工作。但是，信号滤波消噪的最终目的是为了对冠心病舒张期心音存在的湍流性高频杂音进行特征提取。而图 3-8 所示的消噪效果已经把所有的噪声连带病理性杂音一并滤除掉了，这对于冠心病心音的消噪不能算是成功的。因此，高信噪比 MEMS 电子听诊器采集到的冠心病心音信号的噪声分布单一，可以实现较为理想的滤波消噪，同时能够不影响冠心病舒张期高频湍流性杂音的特征参数。而 3M 电子听诊器采集的冠心病心音信号包含的噪声类型较为复杂，小波阈值难以找到统一的自适应计算公式，在消噪和保留病理信息之间很难同时兼顾。

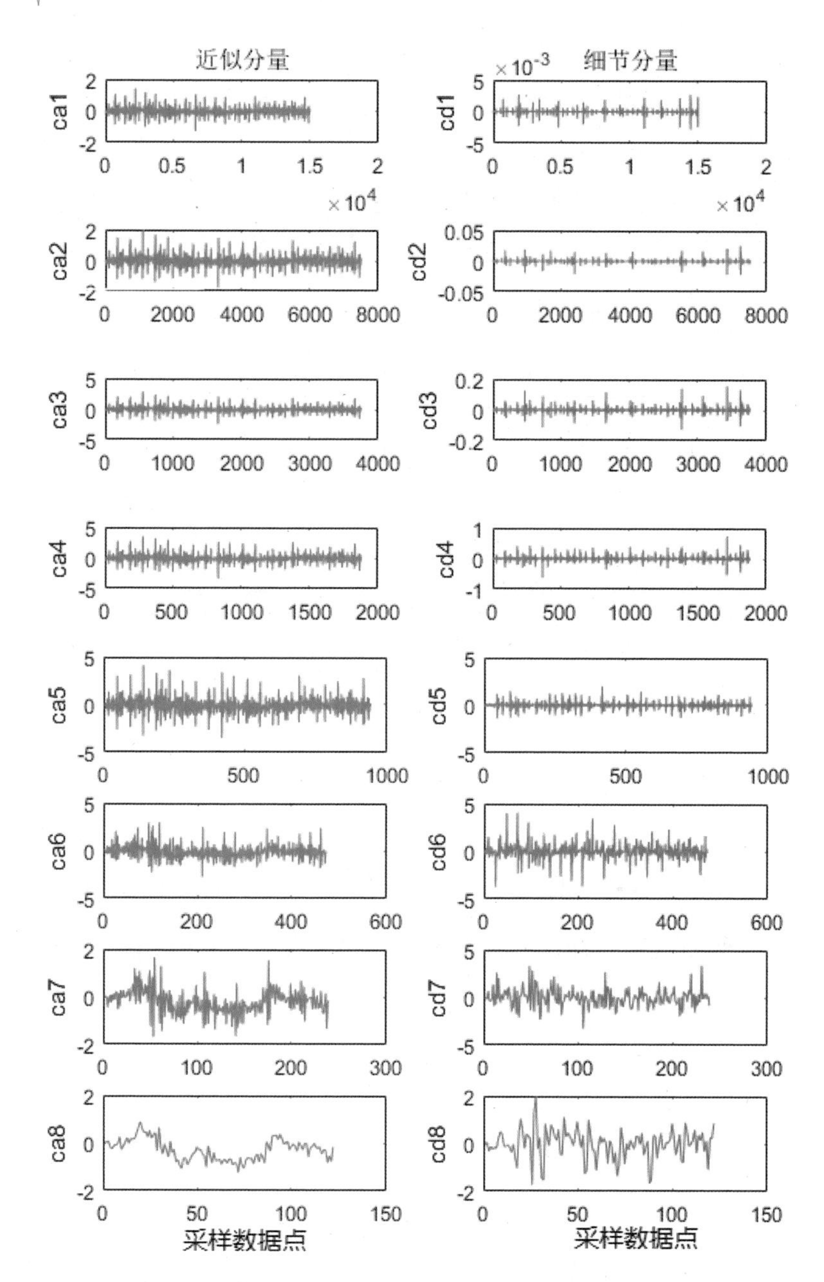

图 3-7　3M 电子听诊器所测冠心病心音 sym3 小波分解结果

Fig. 3-7　Sym3 wavelet decomposition results of coronary heart sound measured by 3m electronic stethoscope

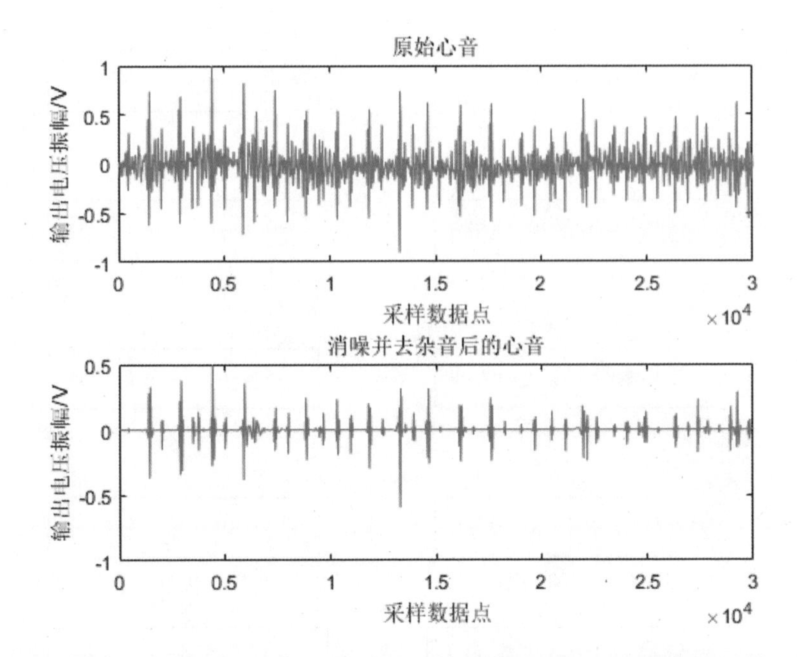

图 3-8 sym3 小波阈值消噪 3M 电子听诊器测试心音数据前后对比

Fig. 3-8 Comparison before and after denoising of heart sound signal measured by 3M electronic stethoscope using sym3 wavelet threshold

综上所述，小波阈值消噪算法最终的效果取决于小波基函数、分解层数和阈值的选择。分解层数过多会造成有用信号的丢失。分解层数过少，消噪效果不太理想。因此，对于不同的听诊器采集到的信号，都应该选择一个最优的分解层次。利用 MEMS 电子听诊器采集到的冠心病心音信号所含的噪声的类型属于白噪声类型，因此噪声阈值计算按照公式（3-12）是可行的，实验结果显示消噪效果较好，既消除了噪声，又保留了冠心病的病理信息。而 3M 电子听诊器的信噪比不高，采集到的冠心病心音信号所含的噪声类型不只白噪声，还有其他类型的噪声，在去噪和保留病理信息之间很难找到一个通用的阈值计算公式进行权衡。因此，项目提出利用 MEMS 电子听诊器采集冠心病心音信号，对于后续基于舒张期高频心杂音能量的冠脉堵塞程度分类算法的成败起着决定性作用。

3.3　心音与心杂音的分离

3.3.1　心杂音先行分离的必要性

去除噪声后的冠心病心音有可能还包括收缩期和舒张期的少量返流性杂音，或者同时还包括第三心音和第四心音，如果直接进行包络提取和分段定位，那么分段定位的准确率必然会受到影响。另外，舒张期高频杂音不仅包含冠心病湍流性的杂音，同时还包含瓣膜类心脏病返流性的杂音，为了研究这些心音与冠心病心音特征之间的差异，冠心病和瓣膜类疾病的心音信号都应该经过滤波消噪、分段定位之后，准确提取舒张期心音做进一步分析。虽然 S1，S2 声音的识别在正常情况下很简单，但是心音信号在包含其他生理声音如 S3、S4、杂音、咔嗒声和低信噪比等情况下心音的分段定位变得非常困难。当心音信号包括基本音的分裂、第三、第四心音和不规则心律时，对不同类型心音的检测和分类尤其具有挑战性[90]。因此，必须首先将心音与心杂音彻底分离开，然后分别提取心音与杂音的包络进行分段定位。因为 EWT 算法中滤波器的通频带构造较为灵活、方便，且 EWT 算法本身具有直观、可视化强等特点，文章拟采用 EWT 算法对心音信号的频谱进行分割，然后将心音与心杂音进行分离。

3.3.2 经验小波变换算法（EWT）

EWT 算法是由法国学者 Gilles 于 2013 年首次提出的，该算法是在结合经验模态分解（EMD）算法优势的基础上提出，同时可以克服 EMD 产生错误和虚假模态的缺点[43]。由于 EWT 算法的优越性，近年来，在各个工程应用了领域得到了广泛的应用，如电力系统的谐波检测[91]、基因关联[92]、齿轮微弱故障诊断[93]及地震动信号分离[94]等。EWT 算法通过在频域上构建一系列带通滤波器来分割信号的傅里叶频谱。滤波器的支撑的确定取决于待分析信号的频谱信息。信号频谱范围标准化为 $[0,\pi]$。如果信号是由 N 个单频分量组成，那么要想分别提取出信号的这 N 个单频分量，就需要将信号的傅里叶频谱分割成 N 个区间，进而构造 N 个带通滤波器。这样除了边界点 0 和 π 之外，还需要再确定 N-1 个频谱分割点。连续的信号傅里叶频谱分割区间可以表示为：$[W_{n-1},W_n]$，（n=1, 2, ⋯, N），振幅是无量纲的，基于 EWT 的信号傅里叶频谱分割如图 3–9 所示。w_n 处在带通滤波器一侧支撑的中心，支撑的宽度是 $2\tau_n$，也是频谱分割之间的过渡区域，在图 3–9 中所示的阴影部分就是书中所述的滤波器的支撑，每个频谱间隔用 Λ_n 表示，应该满足公式（3–14）。

$$U_{n=1}^{N}\Lambda_n=[0,\pi] \tag{3-14}$$

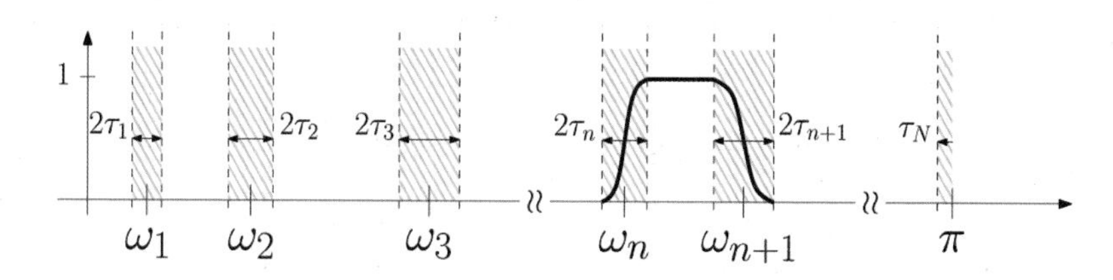

图 3–9　EWT 算法对信号傅里叶频谱的分割

Fig 3-9　Segmentation of signal’s Fourier spectrum by EWT algorithm

在每个频谱分割区间上构造经验小波变换，即一系列 Meyer’s 小波滤波器组。尺度函数和经验小波函数可以通过式（3–15）和式（3–16）来表示。

$$\widetilde{\phi_n}(w)=\begin{cases}1, & if \quad |w|\le w_n-\tau_n \\ \cos\left[\dfrac{\pi}{2}\beta\left(\dfrac{1}{2\tau_n}\left(|w|-w_n+\tau_n\right)\right)\right], & if \quad w_n-\tau_n\le w_n+\tau_n \\ 0, & otherwise\end{cases} \tag{3-15}$$

$$\widetilde{\phi_n}(w)=\begin{cases}1, & if \;\; w_n+\tau_n\le|w|w_{n+1}-\tau_{n+1} \\ \cos\left[\dfrac{\pi}{2}\beta\left(\dfrac{1}{2\tau_{n+1}}\left(|w|-w_{n+1}+\tau_{n+1}\right)\right)\right], & if \;\; w_{n+1}-\tau_{n+1}\le|w|\le w_{n+1}+\tau_{n+1} \\ \sin\left[\dfrac{\pi}{2}\beta\left(\dfrac{1}{2\tau_n}\left(|w|-w_n+\tau_n\right)\right)\right], & if \;\; w_n-\tau_n\le|w|\le w_n+\tau_n \\ 0, & otherwise\end{cases} \tag{3-16}$$

其中，$\beta(x)$ 是 [0,1] 区间上满足式（3–17）的函数：

$$\beta(x)=\begin{cases} 0, & if \quad x\le 0 \\ and\,\beta(x)+\beta(1-x)=1 & \forall x\in[0,1] \\ 1, & if \quad x\ge 1 \end{cases} \quad (3\text{–}17)$$

事实上，许多函数均可以满足式（3–17），但是文献 [43] 中使用最多的是式（3–18）中描述的 $\beta(x)$：

$$\beta(x)=x^4(35-84x+70x^2-20x^3) \quad (3\text{–}18)$$

公式中的 τ_n 有几种可能的选择，最简单的选择是 τ_n 正比于 w_n：$\tau_n=\gamma w_n$，$0<\gamma<1$，这样，公式（3–15）和公式（3–16）就可以简化为公式（3–19）和公式（3–20）：

$$\widetilde{\Phi}_n(w)=\begin{cases} 1, & if \ |w|\le(1-\gamma)w_n \\ \cos\left[\frac{\pi}{2}\beta\left(\frac{1}{2\gamma w_n}\left(|w|-(1-\gamma)w_n\right)\right)\right], & if \ w_n-\tau_n\le w_n+\tau_n \\ 0, & otherwise \end{cases}$$

（3–19）

$$\widetilde{\Phi}_n(w)=\begin{cases} 1, & if\,(1+\gamma)w_n\le|w|\le(1-\gamma)w_{n+1} \\ \cos\left[\frac{\pi}{2}\beta\left(\frac{1}{2\gamma w_{n+1}}\left(|w|-(1-\gamma)w_{n+1}\right)\right)\right], & if\,(1-\gamma)w_{n+1}\le|w|\le(1+\gamma)w_{n+1} \\ \sin\left[\frac{\pi}{2}\beta\left(\frac{1}{2\gamma w_n}\left(|w|-(1-\gamma)w_n\right)\right)\right], & if\,(1-\gamma)w_n\le|w|\le(1+\gamma)w_n \\ 0, & otherwise \end{cases}$$

（3–20）

举例说明当选定参数时，尺度函数 $\widetilde{\Phi}_n$，$w_n=1$，$\gamma=0.5$ 的波形图和经验小波函数 $\widetilde{\Phi}_n$，$w_n=1$，$w_{n+1}=2.5$，$\gamma=0.2$ 的波形如图 3-10 所示。

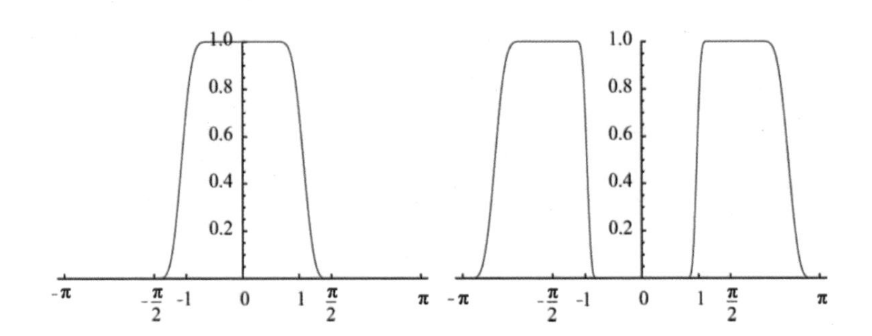

图 3-10　左侧是尺度函数的傅里叶变换，右侧是小波函数的傅里叶变换

Fig.3-10　Fourier transform of the scale function on the left and the Fourier transform of the wavelet function on the right

3.3.3　心音与心杂音的分离结果

如何利用 EWT 算法分割傅里叶频谱才能达到分离心音与心杂音的目的是一个非常重要的问题。考虑到包含 S1、S2、S3 及 S4 等心音信号的频率主要成分分布范围在 10～100 Hz，心杂音和噪声信号主要分布在 100～600 Hz 范围内，其中也包含心音中的高频成分。为了通过心音成分分段定位 S1、收缩期、S2、舒张期，尽可能地将心音成分中的杂音分离出去，这样形成的心音

信号包络才会比较光滑，分段定位的准确度才会比较高。以一例包含舒张期早期和晚期的杂音为例进行分析。首先，原始心音信号的振幅经过了归一化处理，如图 3-11 所示。

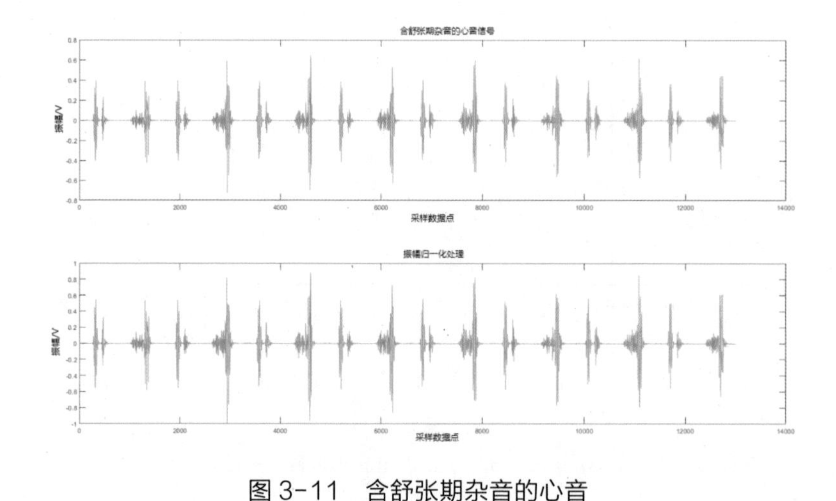

图 3-11　含舒张期杂音的心音

Fig. 3-11　Heart sounds with diastolic murmurs

原始心音信号经过傅里叶变换后得到了它的频谱图，在频谱图上利用 EWT 算法将频谱间隔分成了 4 个间隔，频谱分割的边界设定为 [10，80，600]Hz；心音信号的主要频谱分布在 10～80 Hz，杂音成分主要分布在 80～600 Hz，当然杂音的频率分布和心音高频分量的频率分布有一定的重叠，频谱分割图如图 3-12 所示。

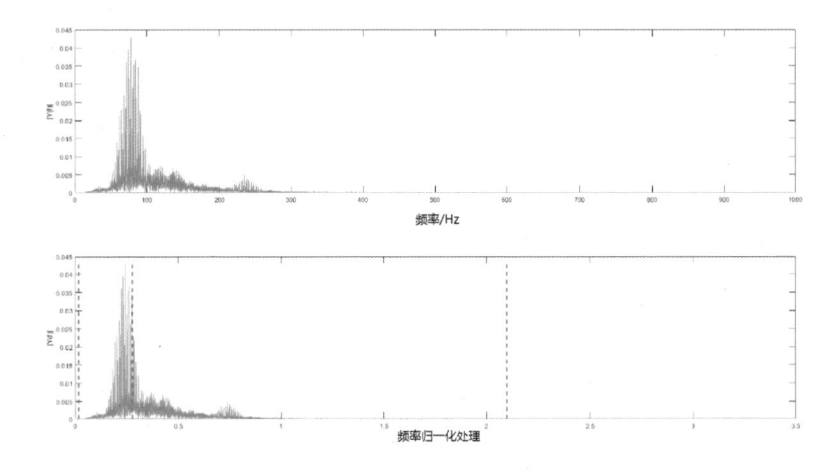

图 3-12 频谱分割

Fig. 3-12 Spectrum segmentation

利用 EWT 算法根据频谱分割边界构造 Meyer 小波滤波器组，将含杂音的心音信号分解成 4 个模态分量，如图 3-13 所示。

从图 3-13 中可知，原始含舒张期心杂音的心音信号被分解成了 4 个模态，几乎不含杂音的纯净心音信号处在了第二模态。第三模态包含了主要的心杂音，同时也包含了心音中的高频成分。第四模态分量是 600 Hz 以上的噪声居多。这样大多数的心音信号从含杂音的心音信号中分离出来。要想将心音和杂音彻底地分离开，还需要对第二模态的纯净心音信号进行包络提取和分段定位，在准确定位 S1、收缩期、S2 和舒张期的前提下，回对原始的含杂心音信号，将舒张期的杂音彻底分离出来。具体做法见下文所述。

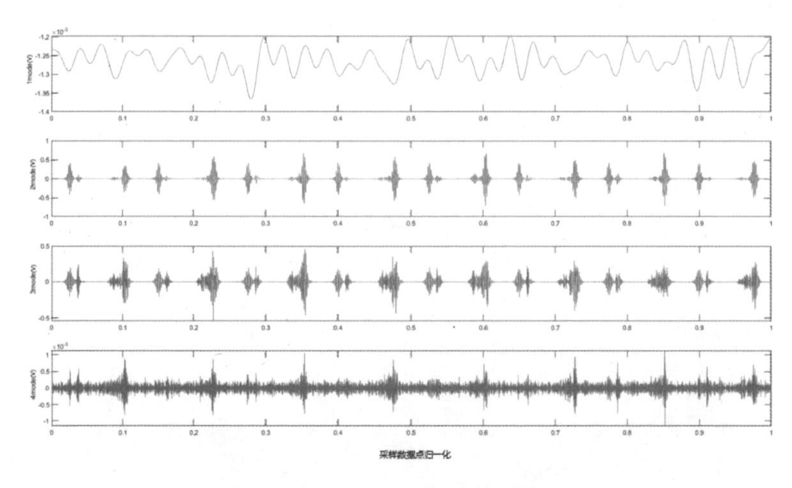

图 3-13　基于 EWT 的信号分解

Fig. 3-13　Signal decomposition based on EWT

3.4　心音信号的包络提取

心音信号的包络提取算法目前比较成熟且使用较多的有香农能量包络提取、小波变换包络提取、Hilbert 变换包络提取和数学形态学包络提取 [56]。经过实验仿真发现，香农能量法提取的包络最为光滑，但是所提取的包络和原始心音信号之间会产生移位。因为我们定位之后要进一步回对原始心音信号提取舒张期杂音，因此香农能量包络提取不适合应用在此。而 Hilbert 变换提取包络毛刺太多，经过 3 次样条插值误差较大。最后，选定了小波变换包络提取算法对上文所述基于 EWT 算法分解所得模态 2 的含舒张期杂音的心音信号进行包络提取，结果如图 3-14 所示。

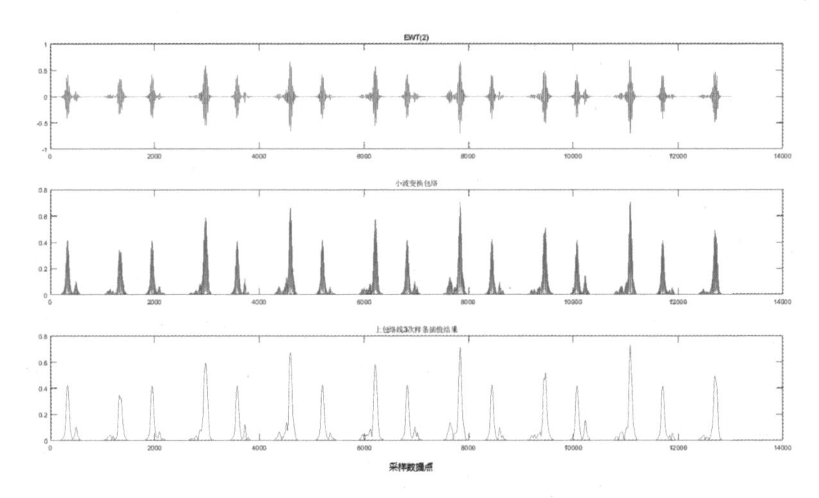

图 3-14　小波变换提取模态 2 信号包络

Fig. 3-14　Extraction of modal 2 signal envelope using by wavelet transform

3.5　心音信号的双阈值分段定位

第一步：因为第一心音的时限是 150 ms，第二心音时限是 80 ms，因此，首先设定第一个阈值 Z1= 包络的极大值点 ×0.4，然后每隔 150 个点寻找前一个采样点数值小于第一阈值，同时后一个采样点数值大于第一阈值的点，标注在包络图上，如图 3–15 所示。

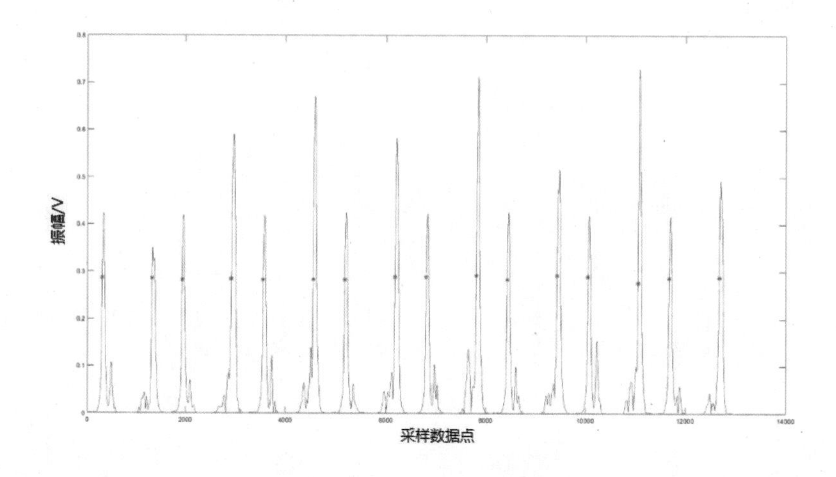

图 3-15 单阈值定位

Fig. 3-15 Single threshold location

第二步：如果因为杂音剩余分量的振幅干扰，导致根据第一阈值定位出的标记点出现错误，要利用一定的方法剔除奇异点之后再进入下一步，给出第二阈值（Z2= 包络的极大值 ×0.05）；根据第二阈值，以第一阈值下确定的标记点为中心向前向后寻找前一个数据点的振幅小于 Z2，而后一个数据点的振幅大于 Z2 的点，这些点分别以红色的小圆圈和蓝色的星形图案标注在每一包络的起点和终点位置，而这些位置也刚好对应着原始心音中第一心音和第二心音的起始位置和终止位置。然后，将这些确定好的位置回对到含杂音的原始心音信号中，如图 3–16 所示。

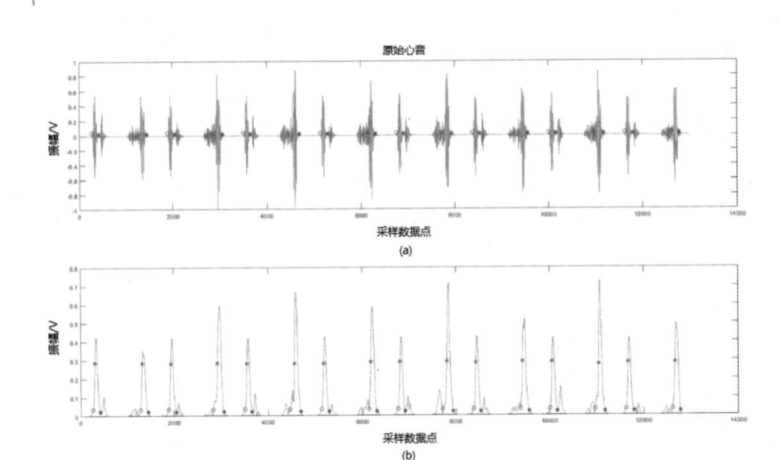

图 3-16　双阈值分段定位

(a) 原始心音；(b) 双阈值分段定位

Fig.3-16　Double threshold segmentation

(a) original heart sound;(b) double threshold segmentation

第三步：根据第一心音和第二心音的定位，将心音与心杂音单独分离开来，如图 3–17 所示。

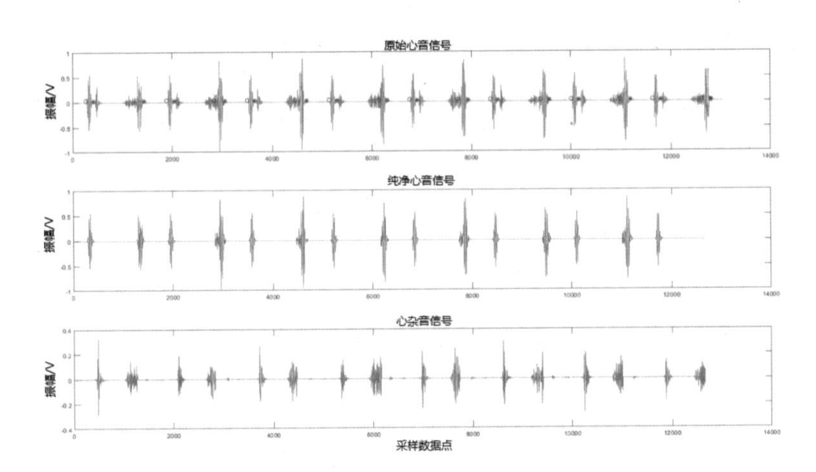

图 3-17　含舒张期心杂音的信号杂音与心音彻底分离

Fig. 3-17　Complete separation of signal murmurs from heart sounds

第四步：根据第一心音和第二心音的位置，定位舒张期和收缩期。定位结果准确无误，如图 3–18 所示。同时，根据心音信号分段定位结果，我们可以在此简单地求取一些心音的时域指标，如心率、收缩期时限、舒张期时限、S1/S2 及 D/S 等参数。

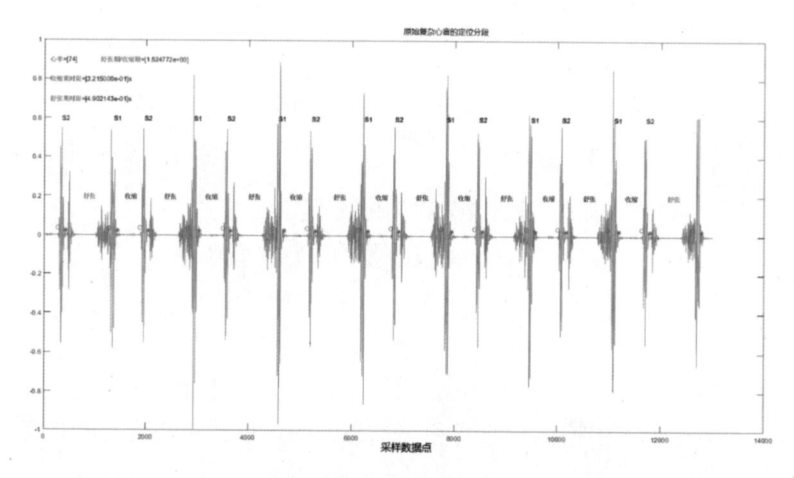

图 3–18 含舒张期杂音的心音信号分段定位和时域特征提取

Fig. 3-18 Segmental localization and time domain feature extraction of cardiac sound signals containing diastolic murmurs

3.6 结 论

本章的工作主要围绕心音信号的预处理展开，主要包括心音信号的小波阈值消噪，基于 EWT 算法的心音与杂音的分离，心音信号的包络提取和分段定位等内容。所采用的小波变换阈值消噪算法中小波基函数采用了具有良好对称特点的 sym3 小波基函数，对于 MEMS 电子听诊器采集的冠心病心音信号统一分解为 3 层，并采用自适应阈值计算公式（3–12）确定小波分解后的每一层细节分量的消噪阈值，实验结果显示消噪效果较好，既消除了噪声，又保留了冠心病的病理信息。而 3M 电子听诊器的信噪比不高，采集到的冠心病心音信号所含的噪声类型不只白噪声，还有其他类型的噪声，因此在去噪和保留病理信息之间很难找到一个通用的阈值计算公式进行权衡。利用 EWT 算法首先将心音与杂音分离，为后续心音信号的包络提取和分段定位奠定了良好的基础。心音信号的包络提取采用了小波变换包络提取方法，包络在不发生移位的情况下还保持较为光滑的特性，适合下一步根据第一心音和第二心音的位置回对原始心音，进一步准确彻底分离杂音的目的。最后，根据分段定位结果，简单计算了心音的时域特征指标。

第 4 章

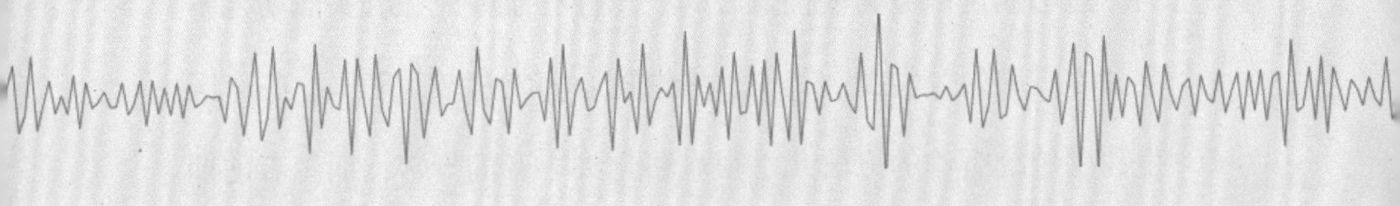

冠心病第一心音特征提取

4.1 引　言

冠心病可以分为慢性冠心病、急性心肌梗死、乳头肌功能不全和心脏破裂等类型。其中，慢性冠心病发病较为隐匿，临床医生利用传统听诊的方法几乎很难察觉到心音的异常，而患者前期也无明显的冠心病体征，但是一旦发作可能就转为急性心肌梗死，危及生命。一般，急性心肌梗死于起病 6 h 后会出现组织病理学明显的改变，开始心肌纤维玻璃样变及颗粒状、空泡状变性，横纹消失。继之胞浆凝聚，逐渐发生坏死崩解。大部分病情平稳期的冠心病患者均属于慢性冠心病，而造成冠心病死亡率极高的原因也是因为这部分慢性冠心病患者早期没有及时得到确诊。因此，要想从根本上降低冠心病的死亡率，就要重点研究慢性冠心病患者早期的心音特征参数。本书重点研究慢性冠心病的早期无创诊断难题，使得这部分患者提早发现提早确诊，将大幅降低冠心病发展为急性心肌梗死或者死亡的危险。20 世纪 80 年代兴起的心音图研究中提到，对于慢性冠心病患者和急性心肌梗死患者常存在第一心音的变异，当心肌供血不足产生心缩力锐减时，第一心音均有明显的减弱[17]。因此，提示有必要重点分析一下冠心病第一心音与其他非冠心病第一心音的特征有无明显本质差异。为了更好地将冠心病与非冠心病尽可能区分开来，本章重点分析了冠心病第一心音与其他非冠心病第一心音，得出了用于区分冠心病与非冠心病的第一心音特征参数。

到目前为止，普遍认为第一心音的产生是由二尖瓣和三尖瓣的闭合引起，第二心音是由主动脉瓣和肺动脉瓣的闭合产生[95]。许多不同类型的时频分析法被用来分析第二心音，但是第一心音的分析方法却很少见[96,97]。第一心音主要包含两个主要频率成分，即由二尖瓣闭合时产生的频率成分（M1）和由三尖瓣闭合时所产生的频率成分（T1）[42]。M1 是 S1 中第一个可以听到的成分。正常情况下，它产生于 T1 之前（左侧心脏的机械活动在右侧心脏的机械活动之前），M1 比 T1 音调高，在所有听诊部位都可听到，在心尖部听得最清楚。T1 是 S1 中第二个可以听到的成分。正常情况下，T1 紧跟 M1，产生于三尖瓣闭合之后[18]。T1 只能在左侧胸骨边缘听得到，该区域是 T1 的投射部位，是 T1 的最佳听诊部位。瓣膜的狭窄、钙化及传导滞后等疾病都和第一心音异常有关。然而，人耳区分第一心音的异常还是非常困难的，因为一些附加心音，如 S4 心音和一些收缩早期的心杂音的存在，干扰了第一心音的听诊[95]。临床上判别异常第一心音完全是主观的，没有一个客观标准。因此，迫切需要一套完整的可以用计算机智能诊断第一心音异常的算法来实现与第一心音异常相关的心脏疾病的自动诊断[98]。M1 和 T1 的时间差大于 0.03 s，直接导致 S1 分裂[18]。M1 和 T1 的振幅变化引起 S1 的振幅变化[99]。因此，S1 的异常变化主要受 M1 和 T1 的影响。通过分析 M1 和 T1 的变化，可以对 S1 异常进行检测和分类，进而找到冠心病第一心音区别于其他非冠心病第一心音的特征参数。

短时傅里叶变换和维格纳分布均不能很好地检测出 S1 中的 M1 和 T1 成分[100]。小波变换缺乏自适应性，信号的分解效果主要取决于小波基函数和分解层数的选择。维格纳分布存在一个致命的缺点：存在交叉项干扰[61]。为了很好地区分 S1 中 M1 和 T1 分量，如何分解 S1 是我们本章讨论的一个主要问题。近几年来，Huang 等人提出了经验模态分解（EMD）[101,102]。EMD 是完全自适应的算法，但是缺乏数学理论基础，同时会产生过包络、欠包络、端点效应和错误模态的产生[41]。经验小波变换结合了小波变换和 EMD 的优点，同时小波基函数的构造非常灵活，分解层数可以自由选择，也可避免产生错误的和虚假的模态。因此，本章提出首先利用傅里叶变换求出第一心音的频谱，然后寻找频率间隔大于 15 Hz 左右的两个极大值点。再次利用 EWT 对第一心音的频谱进行分割，分割边界是两个极大值点左右两侧的最近的极小值点。对 S1 分解所得 5 个模态信号进行 Hilbert 变换，其中包含两个极大值点的两个模态中所得的解析信号是单频分量，由 Hilbert 构造的解析信号的每个数据点的振幅和瞬时频率均随时间而变化。利用 K–means 聚类分析算法对每个模态中的解析信号进行聚类分析，发现第二模态和第四模态中的解析信号的频率是单一的，恒定不变的，只有每个解析信号的振幅随时间而变化，而其余模态中的解析信号的振幅和频率均随时间而变换。研究发现，第二模态和第四模态中的解析信号正好对应着 S1 中的 M1 和 T1。而第二模态和第四模态中的瞬时频率刚好对应着 M1 和 T1 的瞬时频率。根据这两个模态下的解析信号振幅最大值出现的时刻和振幅极大值的比值，以及解析信号的瞬时频率 3 个参数最终可以将 S1 分为四大类型：正常 S1、冠心病 S1、异常 S1 分裂和 S1 振幅异常改变。研究发现，冠心病第一心音中 M1 和 T1 的振幅最大值差异较大，最重要的是 M1 和 T1 的瞬时频率大小比非冠心病第一心音中 M1 和 T1 的瞬时频率明显减小。这正是冠心病第一心音区别于其他非冠心病第一心音的显著特征，利用这个特征可以实现冠心病与非冠心病的识别。

为了说明算法的准确性，首先利用 Michgan Heart Sounds 标准心音数据库中的心音数据来提取各类不同心脏病第一心音的特征参数，然后再用自制 MEMS 电子听诊器所测的心音数据进行测试。研究发现，标准心音数据库中各类心音中的第一心音特征与 MEMS 电子听诊器所测心音的第一心音特征表现一致。本章提出的 S1 异常检测分类方法包括心意信号预处理、M1 和 T1 瞬时频率计算、M1 和 T1 的识别以及 S1 的分类检测。在利用分段定位算法准确提取每个患者心音信号中的 S1 后，本章主要对 S1 进行时频分析。图 4-1 给出了基于 EWT 的 S1 异常检测方法的简化框图。

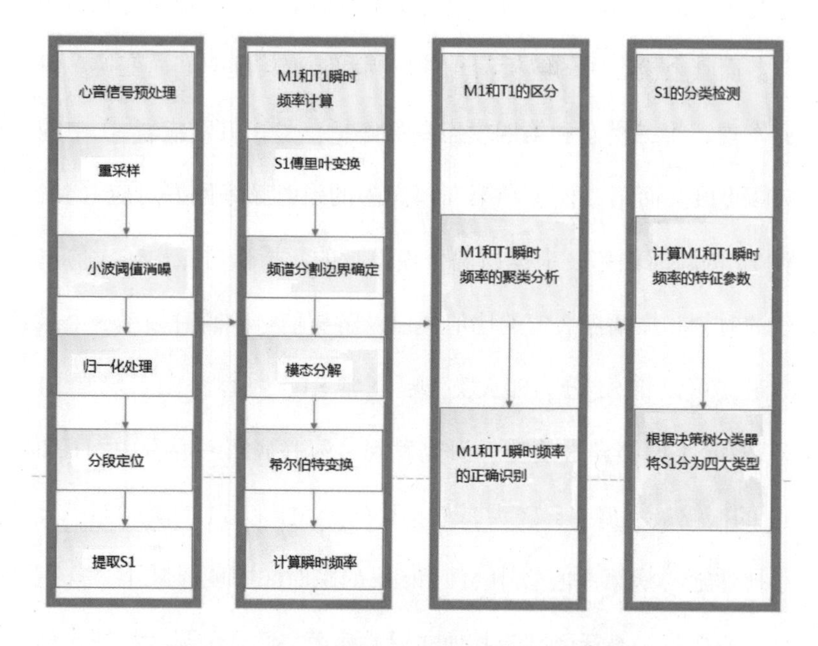

图 4-1　S1 心音的分类检测算法的总体框图

Fig. 4-1　General block diagram of classification algorithm for S1

每个心音信号首先都要经过预处理，正如第 3 章提到的各种预处理流程，包括重采样、小波阈值消噪、归一化处理和分段定位。重采样的目的是降低数据量提高计算机处理数据的速度。所有的心音数据都要经过重采样，重采样后的频率变为 2 000 Hz。因为不同的听诊器所采用的心音信号放大倍数不同，为了增加算法的鲁棒性，需要对心音数据的振幅进行一致性处理，叫作归一化。将心音信号的振幅全部归一化到 -1～1 的范围，如公式（4-1）所示。

$$x_{norm}(t)=\frac{x(t)}{\max(x(t))} \tag{4-1}$$

当把杂音和纯净的心音分离开时，对心音信号单独做包络提取和分段定位，提取 S1 之后，再对 S1 做傅里叶变换得到 S1 的傅里叶频谱，最后利用 EWT 算法合理地分割 S1 的频谱，进而分解 S1 求其 M1 和 T1 的瞬时频率。

4.2　S1 傅里叶频谱的分割

然而，获得正确瞬时频率的前提是每个频谱分割只包含一个谱峰点。如果包含两个或两个以上，EWT 算法得到的瞬时频率就是错误的[43]。因此，如果将 EWT 算法用于提取瞬时频率，那么信号的结构不能太过复杂，频谱中包含的峰值点是有限的才可以实现。尽管 S1 的傅里叶频谱也不简单，包含了许多峰值点，书中仍然提出了利用 EWT 分割 S1 的频谱来提取 M1 和 T1 瞬时频率的方法。事实上，S1 包含多个频率分量，M1 和 T1 只是其中的两个最主要的频率分量。我们工作的重点是提取 S1 中 M1 和 T1 这两个主要频率分量，并不关心其他频率分量。

Gilles 已经证明，只包含一个最大频谱极值点的频谱分割可以获得正确的瞬时频率。虽然 S1 的频率在 0～100 Hz 之间变化，但是它的傅里叶频谱包含了很多极大值点。为了避免大量烦琐的频谱分割，快速准确地找到 M1 和 T1 的瞬时频率，首先对 S1 频谱中的极大值点进行排序，然后提取频域距离大于 15 Hz 的前两个不连续的极大值点，并选取距离这两个极大值点两侧最近的极小值点作为 S1 的频谱分割边界。图 4–2 给出了不同心音中的 S1 的傅里叶频谱分割过程。

图 4–2（a）～（e）显示的各类不同第一心音的频谱分布，M1 和 T1 两个主频率成分的最大值刚好是图中频率间隔大于 15 Hz 的两个极值点。图 4–2（e）所示的冠心病第一心音的频谱分布与其他非冠心病的 S1 的频谱分布有着显著的差异，即冠心病 S1 中的 M1 和 T1 这两个成分的频率显著减小。由于冠心病心缩力锐减，导致冠心病二尖瓣和三尖瓣在心脏收缩时闭合无力，因而普遍存在 M1 和 T1 的频率减小，振幅也减小的显著特征。这是冠心病 S1 中 M1 和 T1 初步给出的特征变化。

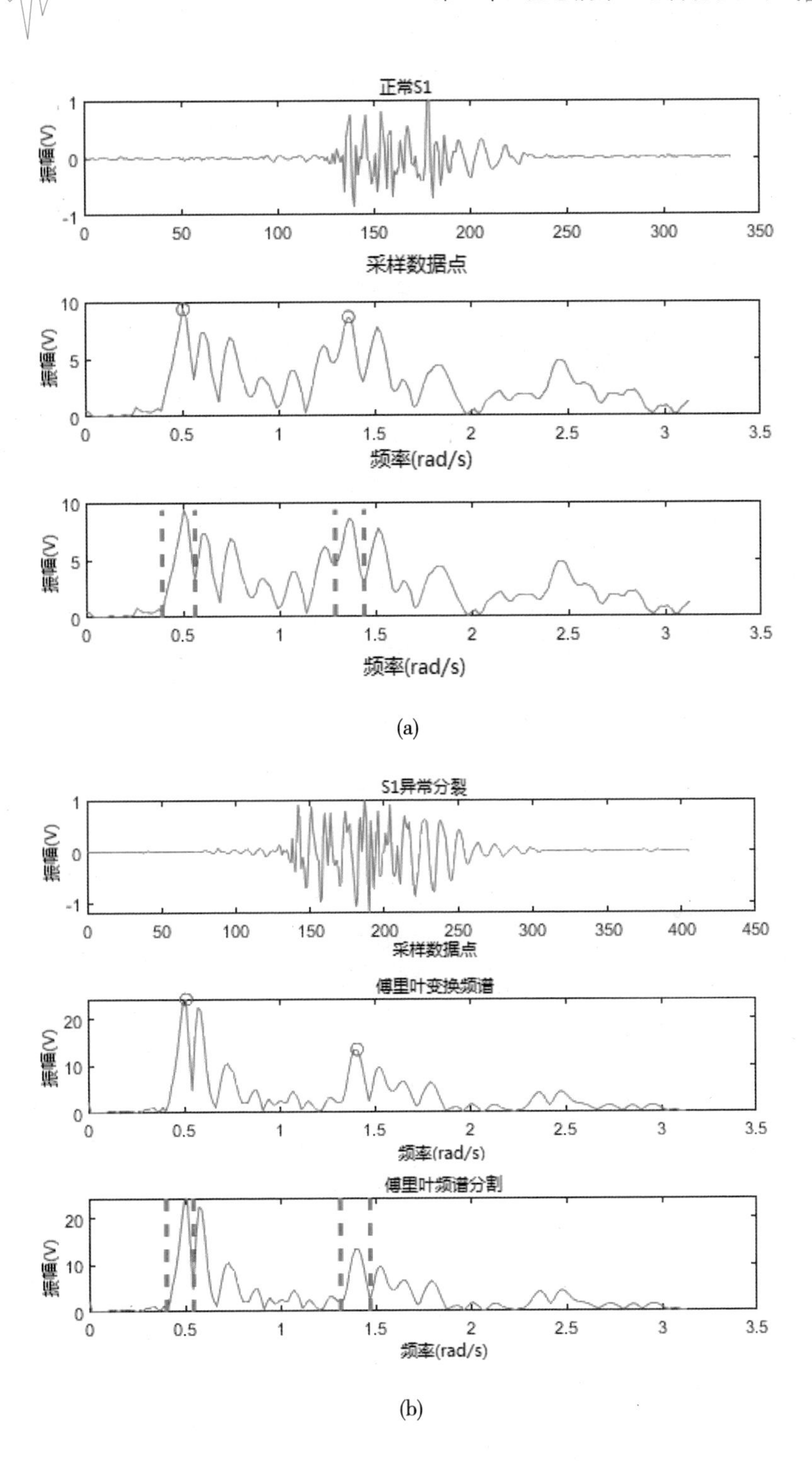

(a)

(b)

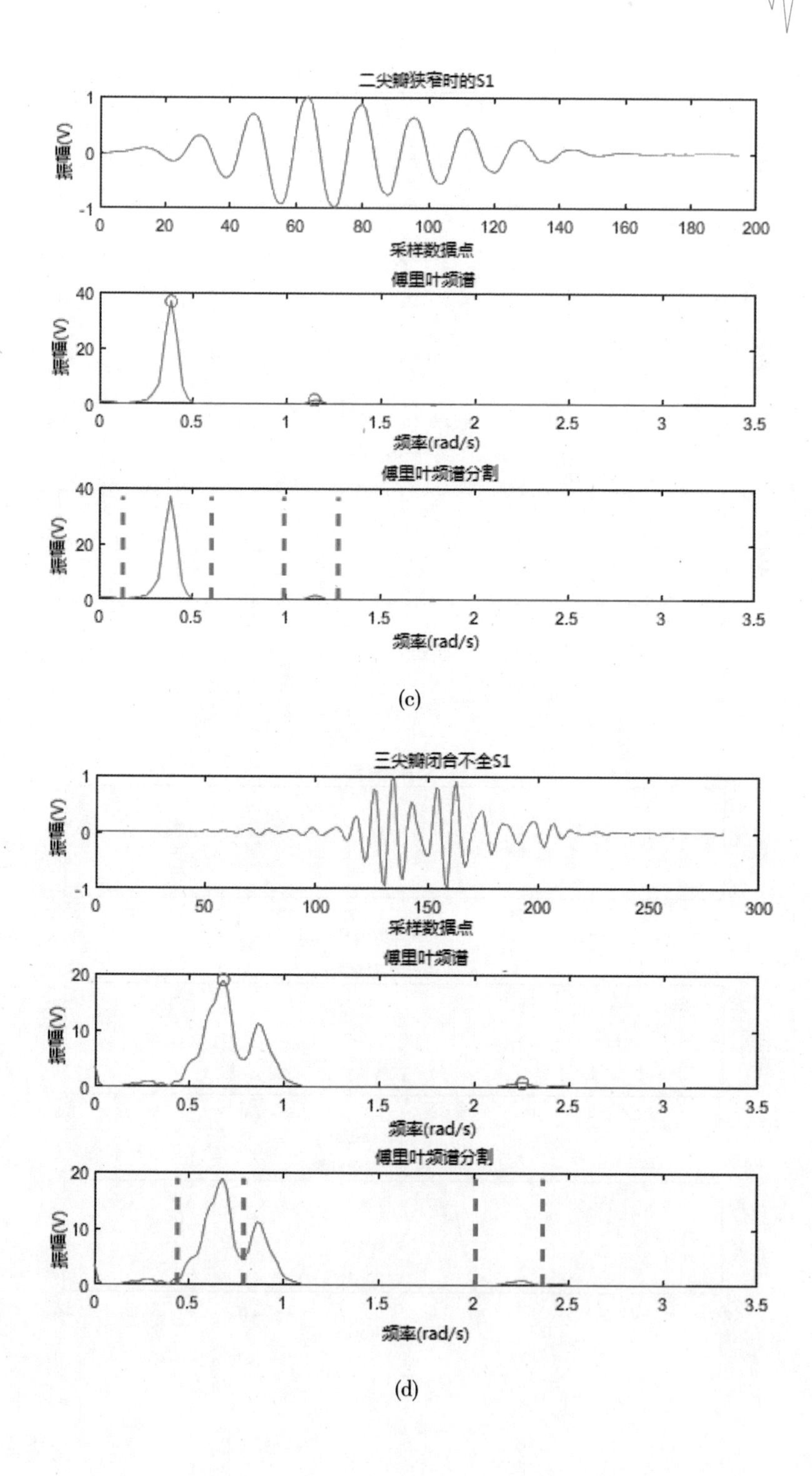
二尖瓣狭窄时的S1
振幅(V)
采样数据点
傅里叶频谱
振幅(V)
频率(rad/s)
傅里叶频谱分割
振幅(V)
频率(rad/s)
三尖瓣闭合不全S1
振幅(V)
采样数据点
傅里叶频谱
振幅(V)
频率(rad/s)
傅里叶频谱分割
振幅(V)
频率(rad/s)

(c)

(d)

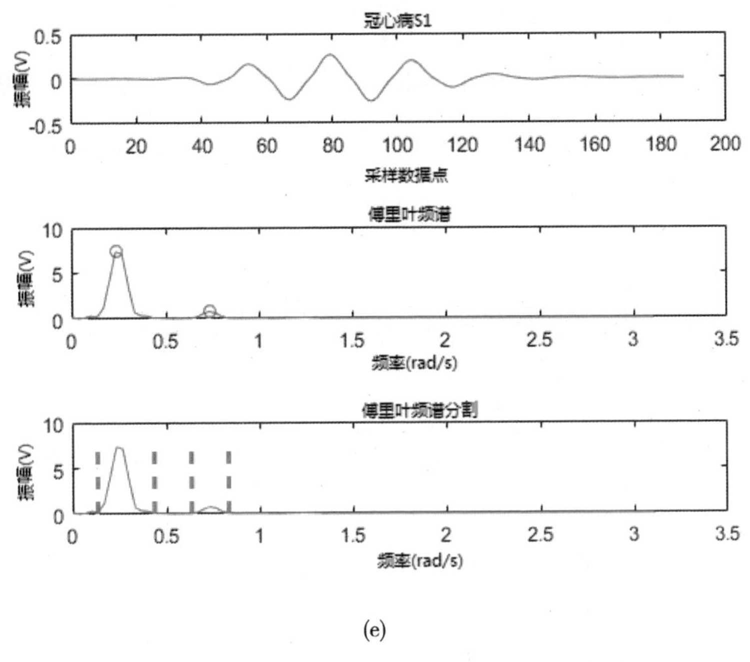

(e)

图 4-2　S1 的傅里叶频谱在不同情况下的分割过程

(a) 正常 S1；(b) S1 异常分裂；(c) 二尖瓣狭窄 S1；

(d) 三尖瓣闭合不全 S1；(e) 冠心病 S1

Fig. 4-2　The process of the segmentation of Fourier spectrum in different situations

(a) Normal S1; (b) Abnormal S1 split; (c) S1 with mitral stenosis;

(d) S1 with incomplete tricuspid closure; (e) S1 of CHD

4.3　S1 信号的模态分解

S1 的频谱分割边界确定之后，采用前文提到的 EWT 算法中的 Meyer 小波滤波器组对心音信号进行分解，其中小波滤波器的经验尺度函数为 $\hat{\varphi}_n(w)$，经验小波函数为 $\hat{\psi}_n(w)$。分解之后得到的近似分量和细节分量可以用公式（4-2）和公式（4-3）来表示。

$$W_{f1}(0,t)=\langle x,\varphi_1\rangle=\int x(\tau)\overline{\varphi_1(\tau-t)}=F^{-1}\left[x(w)\hat{\varphi}_1(w)\right] \quad (4-2)$$

$$W_{f2}(n,t)=\langle x,\psi_n\rangle=\int x(\tau)\overline{\psi_n(\tau-t)d\tau}=F^{-1}\left[x(w)\hat{\psi}_n(w)\right] \quad (4-3)$$

信号的重构可以采用公式（4-4）：

$$x(t)=W_{f1}(0,t)*\varphi_1(t)+\sum_{n-1}^{N}W_{f2}(n,t)*\psi_n(w)$$

$$=F^{-1}\left[\hat{W}_{f1}(0,w)\hat{\varphi}_1(w)+\sum_{n=1}^{N}\hat{W}_{f2}(n,w)\hat{\psi}_n(w)\right] \quad (4-4)$$

上式中的 ψ 表示卷积运算。$\hat{W}_{f1}(0,w)$ 和 $\hat{W}_{f2}(n,w)$ 是 $W_{f1}(0,t)$ 和 $W_{f2}(0,t)$ 的傅里叶变换。最终，信号被这些小波滤波器组分解成 N 个模态分量如公式（4-5）所示：

$$x(t)=\sum_{k=0}^{N-1}x_k(t) \quad (4-5)$$

然后，利用 EWT 算法分解 S1，得到不同 S1 的分解结果，如图 4-3 所示。它们被分解成 5 个模态分量，因为用来划分它们的傅里叶频谱的边界线的数目是 4。因此，S1 频谱被划分为 5

个区间，T1 和 M1 的主频率成分处在了包含极值点的两个频谱分割区间。图 4–3（a）～（e）展示了不同 S1 分解后的 5 个模态时域信号波形。因为 T1 的频率通常低于 M1，所以第二模态和第四模态分别对应着 T1 和 M1 在时域的波形。

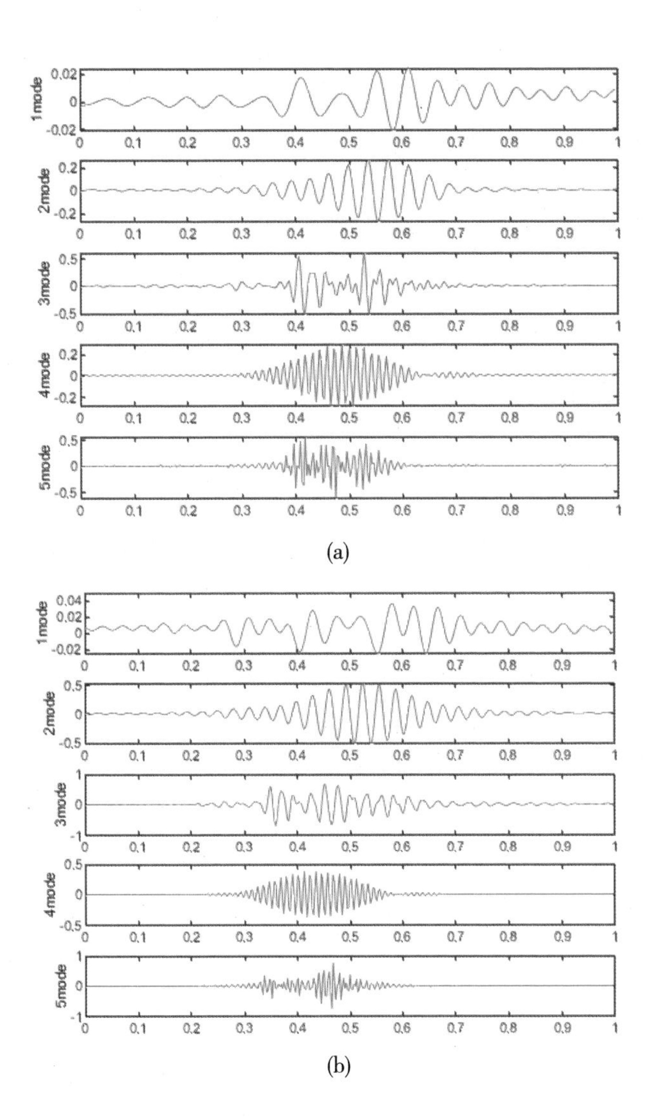

(a)

(b)

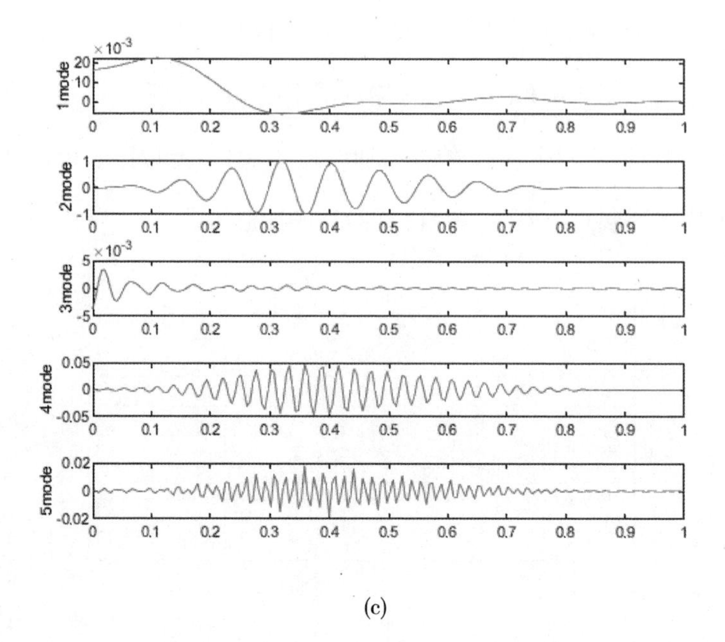
×10⁻³
1mode
2mode
×10⁻³
3mode
4mode
5mode

(c)

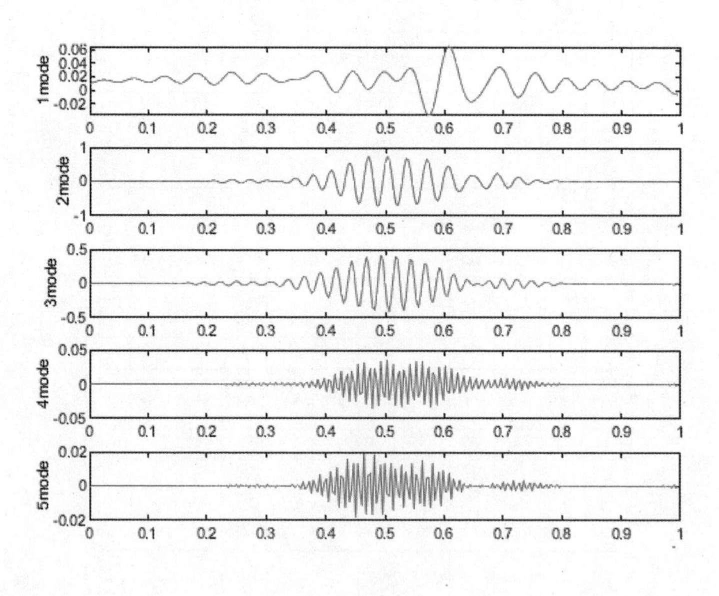
1mode
2mode
3mode
4mode
5mode

(d)

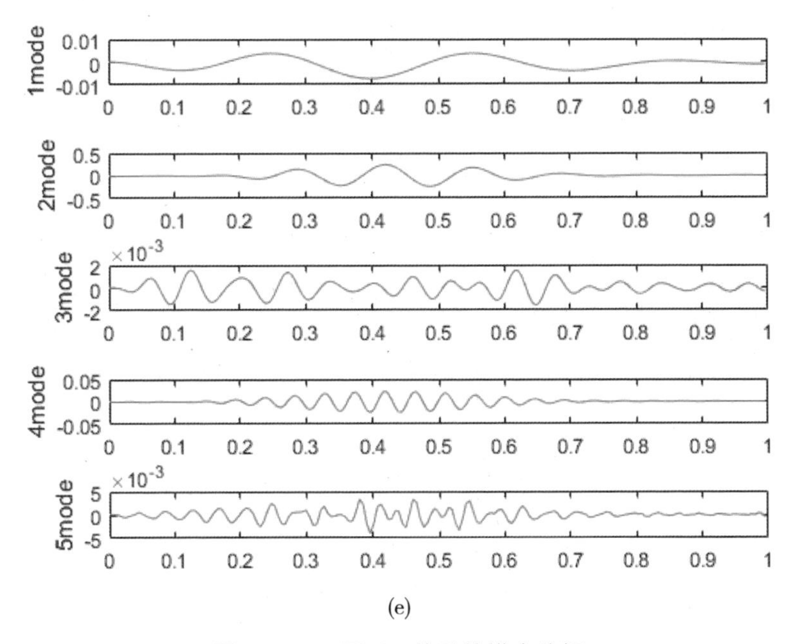

(e)

图 4-3　不同 S1 信号的模态分解

(a) (a) 正常 S1；(b) S1 异常分裂；(c) 二尖瓣狭窄 S1；

(d) 三尖瓣闭合不全 S1；(e) 冠心病 S1

Fig. 4-3　Mode decomposition of different S1

(a) Normal S1; (b) Abnormal S1 split; (c) S1 with mitral stenosis;

(d) S1 with incomplete tricuspid closure; (e) S1 of CHD

4.4　希尔伯特变换提取各模态瞬时频率

时频表示法对于在单一域中汇总各模态分量的信息是非常有用的，可以通过计算每个滤波器输出的希尔伯特变换来得到各模态下的瞬时频率。希尔伯特变换的定义可用公式（4–6）来表示：

$$\hat{x}(t)=H\left[x(t)\right]=\frac{1}{\pi}\int_{-\infty}^{+\infty}\frac{x(t)}{t-\tau}\mathrm{d}\tau=x(t)*h(t) \tag{4-6}$$

式中，$h(t)=\frac{1}{\pi t}$，* 表示卷积运算。$x(t)$ 表示每个滤波器的输出。$\hat{x}(t)$ 表示 $x(t)$ 的希尔伯特变换。以 $x(t)$ 为实部，$\hat{x}(t)$ 为虚部，构造一个解析信号 $z(t)$ 如式（4–7）～（4–9）所示。

$$z(t)=x(t)+j\hat{x}(t)=\alpha(t)\mathrm{e}^{j\theta(t)} \tag{4-7}$$

$$\alpha(t)=\sqrt{x(t)^{2}+x\hat{(t)}^{2}} \tag{4-8}$$

$$\theta(t)=\arctan\frac{x\hat{(t)}}{x(t)} \tag{4-9}$$

解析信号的瞬时频率可以表示为公式（4–10）：

$$f(t)=\frac{1}{2\pi}\frac{\mathrm{d}\theta(t)}{\mathrm{d}t} \tag{4-10}$$

当所有模态信号都经过希尔伯特变换之后，解析信号可以表示成公式（4–11）：

$$z(t)=\mathrm{Re}\sum_{i=1}^{n}\alpha_i(t)\mathrm{e}^{j\theta(t)}=\mathrm{Re}\sum_{i=1}^{n}\alpha_i\mathrm{e}^{j\int w_i(t)\mathrm{d}t} \tag{4-11}$$

公式（4–11）揭示了每个模态下的每个采样数据点经过希尔伯特变换后的解析信号的振幅、相位和频率都是随时间而变化的函数。因此，可以画出每个模态下的解析信号数据点的振幅和瞬时频率随时间变化的三维散点图，如图 4–4 所示。从图 4–4 中可以发现，在许多杂乱无章的散点图下，却有两条明显的呈现出有规律的连续变化的散点曲线图。这两点由离散点构成的连续曲线刚好对应着第二模态和第四模态的信号经过希尔伯特变换后的解析信号数据点，可以发现这些解析信号数据点之所以能够呈现出有规律的连续变化，是因为每一条连续曲线中的散点的瞬时频率都是相同的，而只有振幅随时间变化。这也进一步证明了 Gilles 在文献 [43] 中所得的结论：在频谱分割过程中，如果分割中只包含有一个频谱峰值点，那么该分割对应的模态信号是单频分量，处于该频谱分割内的所有解析信号的瞬时频率相等。

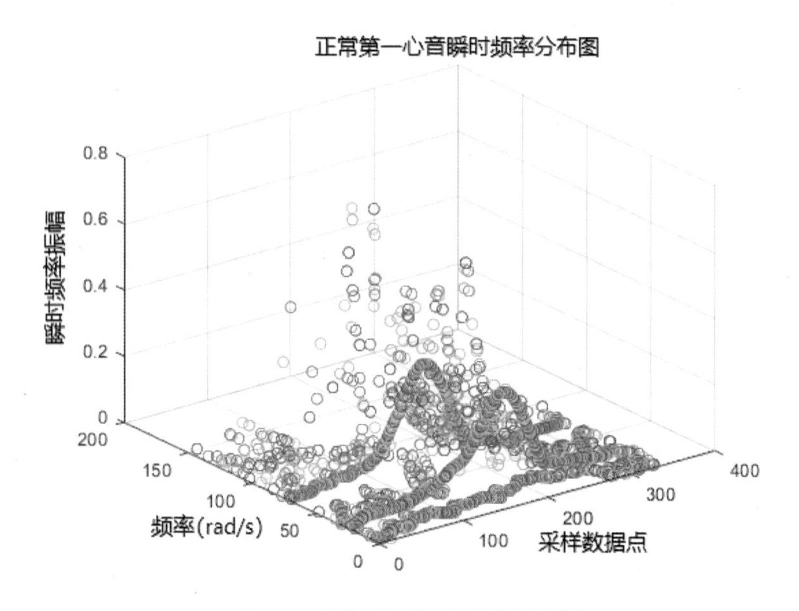

图 4–4　正常 S1 的瞬时频率分布图

Fig. 4-4　Distribution of instantaneous frequency of normal S1

4.5 K-means 聚类算法提取 M1 和 T1

从图 4-4 中，很难分辨出这些散点图究竟属于哪一个模态下的瞬时频率。因此，采用了 K-means 聚类算法对这些瞬时频率的散点图进行了聚类分析。

4.5.1 K-means 聚类算法

K-means 聚类算法把每个数据点之间的距离作为相似度的评价指标，认为两个数据点之间的距离越近，那么相似度就越大。该算法认为同一个簇是由距离靠近的对象组成的，因此，把靠得非常紧凑且独立的簇作为最终的分类目标。纵观第一心音瞬时频率散点分布图可以发现，这些散点的分布有明显的特征，尤其是第一心音中的第二模态和第四模态的瞬时频率散点聚合成两条连续的曲线。因为第二模态和第四模态对应的瞬时频率的振幅随时间变换，而频率大小不变，因此聚类分析的目的就是对每一个模态下的瞬时频率进行聚类，以每个模态下瞬时频率的平均值为质心，计算其余瞬时频率散点到质心之间的距离，将第一心音瞬时频率最终聚合成了 5 个类。

（1）算法的核心思想：K-means 聚类算法是一种迭代求解的聚类分析算法。首先，随机选取 K 个对象作为初始的聚类中心。

根据聚类中心点，将数据分为 K 类。分类的原则是数据离哪个中心点近就将它分为哪一类别。其次，再根据分好的类别的数据，重新计算聚类的类别中心点。然后，不断重复之前的步骤，直到中心点不再发生变化，聚类任务也就完成了。我国学者周志华所编著的《机器学习》这本书中详细论述了 K-means 聚类算法[103]，如图 4-5 所示。

输入: 样本集 $D=\{\boldsymbol{x}_1,\boldsymbol{x}_2,\ldots,\boldsymbol{x}_m\}$;
聚类簇数 k.
过程:
1: 从 D 中随机选择 k 个样本作为初始均值向量 $\{\boldsymbol{\mu}_1,\boldsymbol{\mu}_2,\ldots,\boldsymbol{\mu}_k\}$
2: **repeat**
3: 令 $C_i=\varnothing\ (1\leqslant i\leqslant k)$
4: **for** $j=1,2,\ldots,m$ **do**
5: 计算样本 $\boldsymbol{x}_j$ 与各均值向量 $\boldsymbol{\mu}_i\ (1\leqslant i\leqslant k)$ 的距离: $d_{ji}=\|\boldsymbol{x}_j-\boldsymbol{\mu}_i\|_2$;
6: 根据距离最近的均值向量确定 $\boldsymbol{x}_j$ 的簇标记: $\lambda_j=\arg\min_{i\in\{1,2,\ldots,k\}} d_{ji}$;
7: 将样本 $\boldsymbol{x}_j$ 划入相应的簇: $C_{\lambda_j}=C_{\lambda_j}\bigcup\{\boldsymbol{x}_j\}$;
8: **end for**
9: **for** $i=1,2,\ldots,k$ **do**
10: 计算新均值向量: $\boldsymbol{\mu}'_i=\frac{1}{|C_i|}\sum_{\boldsymbol{x}\in C_i}\boldsymbol{x}$;
11: **if** $\boldsymbol{\mu}'_i\neq\boldsymbol{\mu}_i$ **then**
12: 将当前均值向量 $\boldsymbol{\mu}_i$ 更新为 $\boldsymbol{\mu}'_i$
13: **else**
14: 保持当前均值向量不变
15: **end if**
16: **end for**
17: **until** 当前均值向量均未更新
输出: 簇划分 $\mathcal{C}=\{C_1,C_2,\ldots,C_k\}$

图 4-5　K-means 聚类算法

Fig. 4-5　K-means clustering algorithm

（2）K-means 模型局限：K-means 是非常简单的模型，但是它也有两个明显的缺陷，或者说它有两种运用场景不能使用。第一是非均质的数据，因为模型使用欧式距离衡量数据间的相似度，因此它要求数据在各个维度上都是均质。第二是不同类别的内部方差不相同。模型假设不同类别的内部方差是大致相等的。

4.5.2 聚类后的 M1 和 T1 识别

图 4–4 所示的每个散点都包含了 3 个参数：瞬时频率、时间和振幅。在图 4–4 中我们可以看到两个连续的散点分布曲线图，它们看起来像两个正弦波。然后，利用 K– 均值聚类算法对这些解析信号的散点分布图进行聚类分析，进而可以实现 M1 和 T1 的自动分类识别。EWT 分解 S1 所得模态的数量就是聚类的数量。每个模态的离散瞬时频率的平均值将作为聚类算法的初始向量。这将大大减少 K–means 聚类算法的迭代次数。图 4–6 为聚类算法分析处理后 5 种不同的 S1 模态解析信号散点图对应的聚类分析图。根据图 4–2 中不同 S1 傅里叶谱的分割，最终得到的聚类分析的结果是正确的。聚类的数量是 5 个。第二模态和第四模态中的希尔伯特变换后的解析信号散点图的聚类结果可以形成连续的曲线，而其他模态中的散点聚类后的分布是混乱的。图 4–6 进一步证明了在使用 EWT 算法对信号进行分解时，只有保证每个频谱分割区间仅包含一个极大值点，才能保证分解所得的每个模态下对应的瞬时频率是正确且有意义的。

从图 4–6（a）的聚类结果可以看出，黑色聚类的最大振幅时间（td1）要早于绿色聚类的最大振幅时间（td2）。由于 M1 是正常 S1 中第一个可听到的频率分量，且 M1 的频率高于正常 S1 中的 T1，因此图 4–6（a）中黑色的簇表示 M1 的瞬时频率不变而振幅随时间变化的过程；绿色的簇表示 T1 的瞬时频率不变而振幅随时间变化的过程。

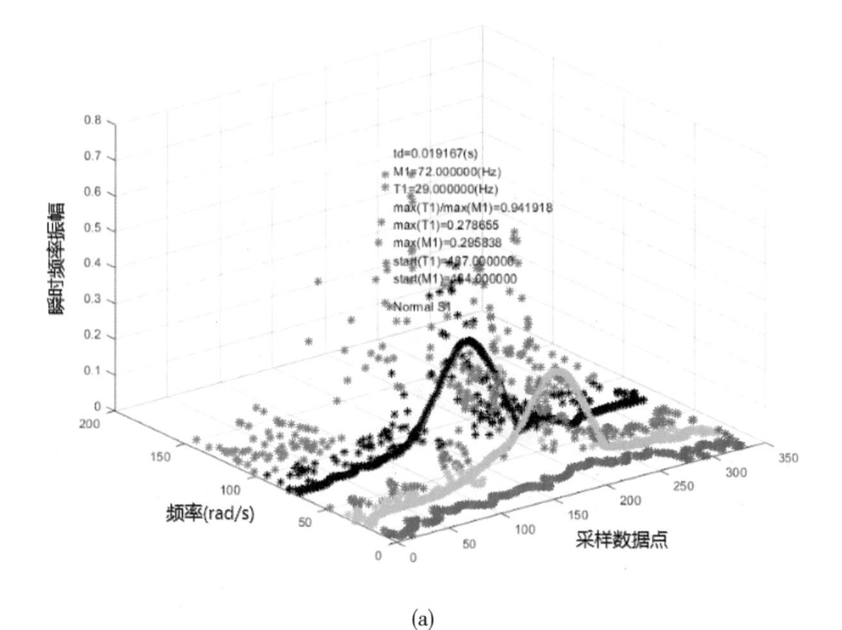

(a)

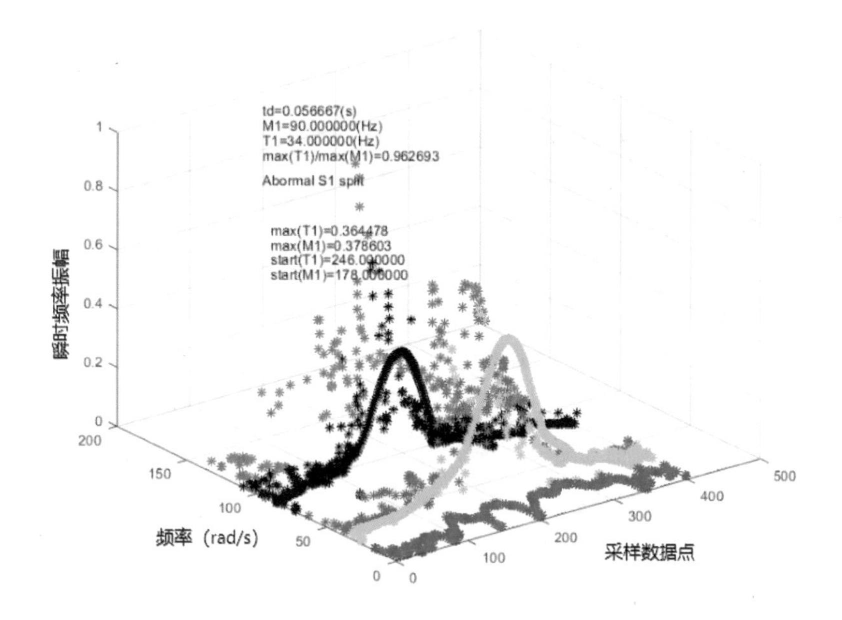

(b)

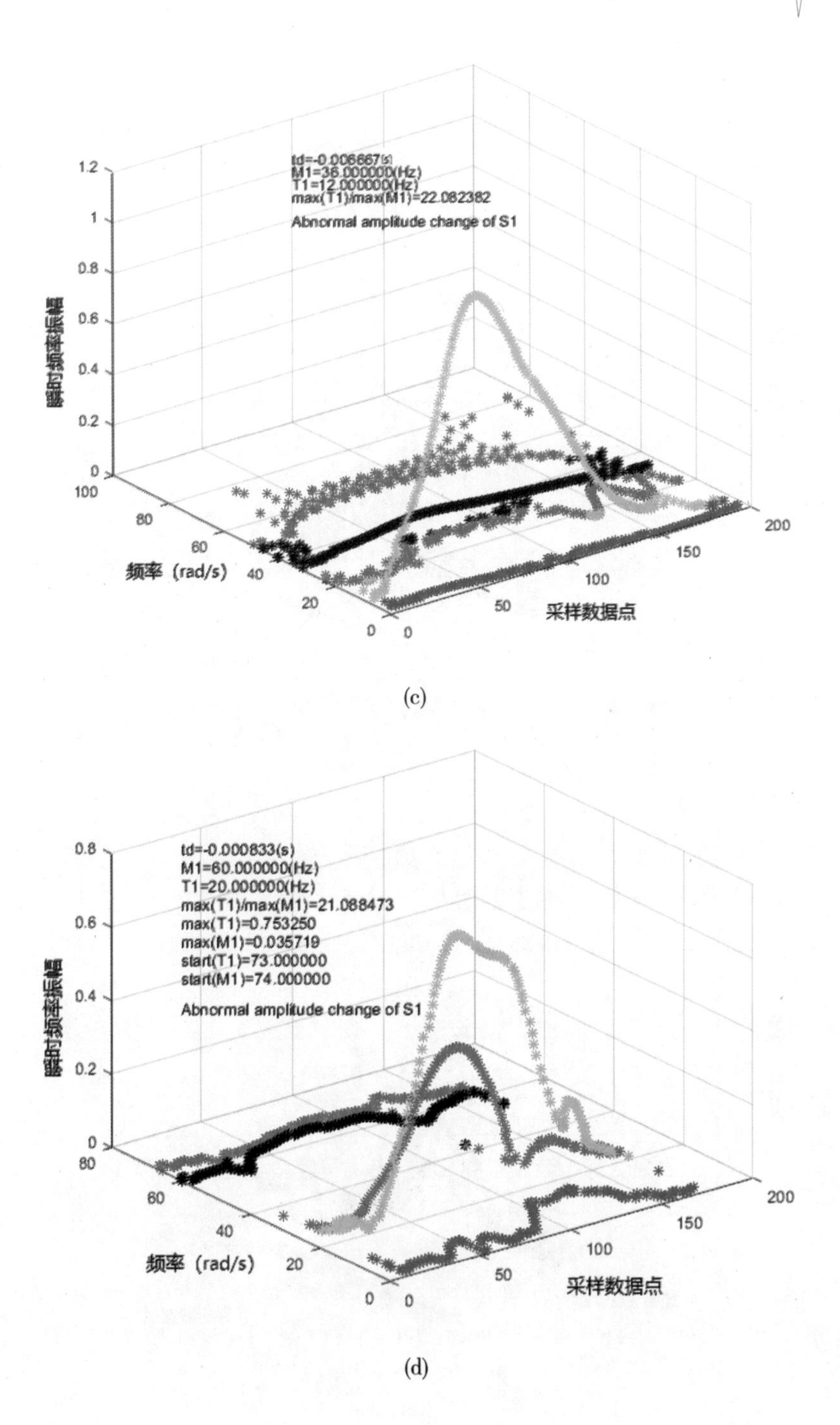
td=-0.006667(s)
M1=36.000000(Hz)
T1=12.000000(Hz)
max(T1)/max(M1)=22.082382
Abnormal amplitude change of S1
瞬时频率振幅
频率（rad/s）
采样数据点
td=-0.000833(s)
M1=60.000000(Hz)
T1=20.000000(Hz)
max(T1)/max(M1)=21.088473
max(T1)=0.753250
max(M1)=0.035719
start(T1)=73.000000
start(M1)=74.000000
Abnormal amplitude change of S1
瞬时频率振幅
频率（rad/s）
采样数据点

(c)

(d)

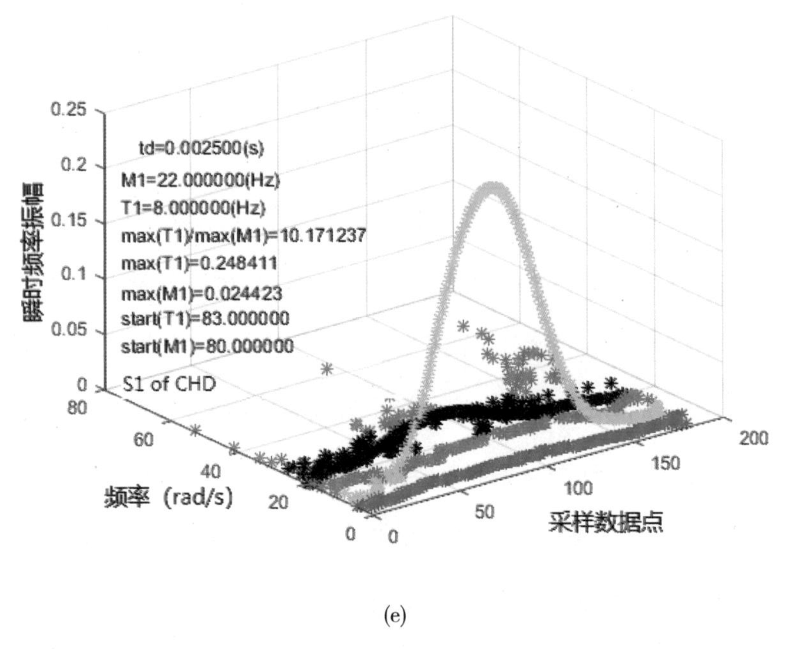

(e)

图 4-6　使用聚类算法后不同 S1 的 IF 分布
(a) 正常 S1；(b) S1 异常分裂；(c) S1 伴二尖瓣狭窄；
(d) 三尖瓣闭合不全 S1；(e) 冠心病 S1

Fig.4-6　Distribution of IF of different S1 after using cluster algorithm
(a) Normal S1; (b) Abnormal S1 split; (c) S1 with mitral stenosis;
(d) S1 with incomplete tricuspid closure; (e) S1 of CHD

虽然图 4–6（b）～（e）为异常 S1 的瞬时频率分布，且黑色簇和绿色簇最大振幅点和时间会发生变化，但 M1 与 T1 在频域轴上的位置关系不会发生很大变化。因此，图 4–6（b）～（e）中的黑色簇是 M1 的瞬时频率，绿色簇对应 T1 的瞬时频率。图 4–6（e）是冠心病第一心音的瞬时频率聚类图，对比图 4–6（a）～（e）发现，冠心病第一心音区别于其他非冠心病心音的特征是 M1 和 T1 的瞬时频率显著减小，尤其 T1 的瞬时频率小于 8 Hz。

4.6 不同 S1 的特征提取

由于提取出了 M1 和 T1 的瞬时频率，可以计算出用于 S1 异常检测和分类的一些特征参数。由于人耳可以分辨出时间差大于 0.03 s 的分裂音，所以 M1 与 T1 瞬时频率振幅最大值对应的时间差（td）大于 0.04 s 将作为判断 S1 是否异常分裂的标准。事实上，S1 分裂有两种类型：生理性分裂和病理性分裂。70%～85% 的健康人出现 M1 和 T1 的时间间隔为 0.02～0.03 s，这种 S1 分裂多为正常生理性分裂。如果两个频率分量（M1 和 T1）之间的间隔大于 0.04 s，就属于异常的 S1 分裂。

S1 异常分裂的检测和分类标准主要依据公式（4-12）：

$$TD = \mathrm{td2} - \mathrm{td1} \qquad (4\text{-}12)$$

td1 是 M1 所对应的瞬时频率振幅最大值时刻，即图 4-6 中黑色簇振幅最大值出现的时刻，td2 是 T1 所对应的瞬时频率振幅最大值时刻，即图 4-6 中绿色簇所对应的振幅最大值出现的时刻。S1 分裂是由于二尖瓣或者三尖瓣某个瓣膜的闭合延迟引起的，它可以由电气或机械延迟引起。在房室束支传导阻滞中，电气延迟是最常见的。机械延迟主要是二尖瓣或三尖瓣机械关闭延迟。总之，S1 分裂的根本原因是二尖瓣或三尖瓣关闭较正常瓣膜闭合晚。在正常的 S1 中，TD 大于 0，小于 0.03。如果 $TD<0$，TD 绝对值大于 0.04 一定是二尖瓣关闭晚于三尖瓣关闭引起的 S1

异常分裂。如果 TD>0，同时 TD 的绝对值大于 0.04，一定是三尖瓣闭合晚于二尖瓣闭合引起的 S1 异常分裂。

尽管 S1 的响度在时域上与 S1 振幅有关，但临床听诊对 S1 响度的判断完全是主观的，没有明确的客观标准。S1 的响度除了受到胸壁的形状和厚度及肺体积大小的影响之外，同时会受到其他一些重要因素的影响，如房室瓣的完整性、房室瓣的活动性、房室瓣的位置或心室收缩的速率。在图 4-6 所示的三维坐标图中，可以清晰地看到 M1 和 T1 瞬时频率的振幅最大值，可以暂且认为这些振幅的最大值刚好对应着是二尖瓣和三尖瓣关闭瞬间产生的最大振幅值。以二尖瓣狭窄的 S1 为例，从图 4-6（c）中可以看出 M1 的振幅明显减弱。三尖瓣关闭不全也出现了 T1 的瞬时频率最大振幅值增大，M1 中瞬时频率最大振幅减弱的现象。一般来说，引起 S1 振幅异常变化的因素是 M1 或 T1 振幅的异常变化。因此，T1 振幅最大值与 M1 振幅最大值之间的比值用 A_{peak_ratio} 表示，可以用来判定 S1 是否存在振幅异常的改变。最后，通过公式（4-13）检测 S1 振幅的异常变化：

$$A_{peak\_ratio} = \frac{\max(\mathrm{T1})}{\max(\mathrm{M1})} \tag{4-13}$$

表 4-1 是一个采用 200 个心动周期的心音数据组成的统计结果。其中统计了正常 S1 的 TD 在 0.02～0.03 s 之间，A_{peak_ratio} 在 0.5～2 之间，说明 M1 和 T1 的最大振幅在正常 S1 之间没有太大的差异。异常 S1 分裂的 TD 大于 0.04 s。无论是二尖瓣狭窄

的 S1，三尖瓣不完全闭合的 S1，还是完全性房室传导阻滞的 S1，均可影响 M1、T1 瞬时频率的最大振幅和发生时间，TD 和 A_{peak_ratio} 会有很大的变化。表 4–1 中，部分二尖瓣狭窄患者由于 TD 大于 0.04 s，存在 S1 异常分裂现象，而 A_{peak_ratio} 大于 6，有些情况下，A_{peak_ratio} 大于 20。这意味着在这些情况下，M1 的振幅减小或 T1 的振幅增大。而 M1 或 T1 振幅变化的结果通常是引起 S1 振幅异常变化的根本原因。而对于冠心病 S1 的显著特征是 M1 和 T1 的瞬时频率比非冠心病心音的瞬时频率和振幅大小均明显降低，因此存在 S1 振幅的异常改变。因为心脏收缩无力，导致二尖瓣和三尖瓣闭合无力，二尖瓣和三尖瓣闭合时对应的 M1 和 T1 的瞬时频率显著减小。临床检测到的冠心病患者大多伴随有二尖瓣和三尖瓣的少量返流，充分显示冠心病患者大多伴随有二尖瓣和三尖瓣的闭合不严，可能是由于心脏收缩无力造成。

4.7 S1 异常的分类

根据表 4–1 的统计结果，设计了如下的决策树分类器，可以将 S1 分为正常 S1、异常 S1 分裂和异常振幅改变的 S1 这三类。

表 4-1　不同 S1 信号的特征参数统计结果

Tab.4-1　Statistical results of characteristic parameters of different S1

S1 的类型	来源	数量	位置	M1 的频率大小 $\mu \pm \delta$ (Hz)	T1 的频率大小 $\mu \pm \delta$ (Hz)	TD $\mu \pm \delta(s)$	A_{peak_ratio} $\mu \pm \delta$
正常 S1	3M Littmann	40 个心动周期	心尖区	48±11.8	20.67±7.5	0.0234±0.0032	1.1±0.32
	自制 MEMS 电子听诊器	40 个心动周期	三尖瓣	50±12.3	22±10.8	0.0225±0.0045	0.95±0.35
	2012 latest database	10 个心动周期	心尖区	52±13.5	26±11.5	0.0233±0.0035	0.98±0.25
异常 S1 分裂	Michgan Database	50 个心动周期	心尖区	78.5±6.5	44±13.8	–0.044±0.002	5.0±0.042
	2012 latest database	12 个心动周期	心尖区	90.5±3.4	41.5±12.5	0.053±0.005	0.96±0.04
二尖瓣狭窄的	2012 latest database	10 个心动周期	心尖区	22.8±6.3	13±2.8	0.045±0.003	1.21±0.05
	3M Littmann 3200	10 个心动周期	心尖区	52.2±6.8	15±6.7	0.008±0.003	22.1±0.12
三尖瓣闭合不严的 S1	3M Littmann 3200	10 个心动周期	心尖区	95.3±11.3	34.8±15.6	0.0017±0.0006	22.5±0.23
	2012 latest database	10 个心动周期	心尖区	83.6±12.3	25.6±13.2	0.0008±0.0002	21.2±0.36
完全性房室传导阻滞的 S1	2012 latest database	10 个心动周期	心尖区	55.1 ± 11.2	24.8±8.5	0.0158±0.000	6.46±0.48
冠心病 S1	Michigan Heart sounds	50 个心动周期	三尖瓣	20.4±1.22	5.6±0.5	0.0021±0.0001	10.2±0.005
	MEMS electronic stethoscope	20 个心动周期	三尖瓣	39.33±5.89	6±0.5	0.0014±0.0008	23.6 ± 1.8

$$\text{If}\left(\text{TD}>0\right)\&\&\left(\text{abs}\left(\text{TD}\right)<0.03\text{s}\right)\&\&\left(0.5<A_{peak\_ratio}<2\right)\&\&\left(\text{T1}>10\text{Hz}\right)$$

$$:=\text{Normal}\quad \text{S1};$$

$$\text{else}\quad \text{if}\left(\text{T1}<8\text{Hz}\right)$$

$$:=\text{S1}\quad \text{of}\quad \text{CAD}$$

$$\text{else}\quad \text{if}\left(\text{abs}\left(\text{TD}\right)>0.04\text{s}\right);$$

$$:=\text{Abnormal}\quad \text{S1}\quad \text{split};$$

$$\text{else}\quad \text{if}\left(\text{TD}<0\right)\text{or}\left(A_{peak\_ratio}>2.5\right)\text{or}\left(A_{peak\_ratio}<0.5\right);$$

$$:=\text{Abnormal}\quad \text{amplitude}\quad \text{change}\quad \text{of}\quad \text{S1}$$

$$\text{end};$$

$$\text{end};$$

$$\text{end};$$

为了评估本章中提出的 S1 检测和分类方法的性能，同时评估冠心病第一心音的正确识别率，我们从一些数据库中获取了各种各样的正常和异常心音数据，包括 Michgan 心音数据库、2012 年最新数据库和 3M Littmann 建立的心音数据库。检测心音包括正常 S1、异常分裂 S1、二尖瓣狭窄 S1、二尖瓣返流 S1、三尖瓣返流 S1、三尖瓣不完全闭合 S1、二尖瓣不完全闭合 S1，以及冠心病 S1。最后，利用灵敏度（Se）、特异度（Pp）和准确度（Oa）对所提方法的性能进行评估，对应着定义公式为（4–14）、式（4–15）、式（4–16），其中 TP 为真阳性数量，FP 为假阳性数量，FN 为假阴性数量。

$$Se = \frac{TP}{TP + FN} \times 100\% \qquad (4\text{–}14)$$

$$Pp = \frac{TP}{TP + FP} \times 100\% \qquad (4\text{–}15)$$

$$Oa = \frac{TP}{TP + FP + FN} \times 100\% \qquad (4\text{–}16)$$

表 4–1 统计了 Michigan Heart Sounds 标准数据库中的冠心病第一心音特征和 MEMS 电子听诊器所测冠心病第一心音特征，发现冠心病第一心音区别于其他非冠心病第一心音的显著特征是：冠心病第一心音的三尖瓣频率分量 T1 的瞬时频率明显减小，均值在 6 Hz 左右，因此，利用 T1 频率小于 8 Hz 作为区分冠心病与非冠心病第一心音的特征值，除了表 4–1 中用到的实验数据之外，另外收集了 50 个冠心病第一心音，60 个其他疾病的第一心音（其中包括 20 个正常第一心音，20 个第一心音分裂音，20 个第一心音的振幅异常改变）。表 4–2 统计了所提算法在分类不同 S1 时表现出来的灵敏度（Se）、特异度（Pp）和准确度（Oa），同时，表 4–2 验证了该方法在区分冠心病与非冠心病心音中表现出来的有效性。

表 4–2　所提算法在分类检测 S1 中的性能评估

Tab.4-2　The performance evaluation of the proposed algorithm in classification S1

信号类型	总数	TP	FN	FP	Se（%）	Pp（%）	Oa（%）
正常 S1	20	18	2	4	90	81.8	75
异常 S1 分裂	20	16	4	5	80	76.2	64

续 表

信号类型	总数	*TP*	*FN*	*FP*	*Se*（%）	*Pp*（%）	*Oa*（%）
S1 的振幅异常改变	20	14	6	2	70	87.5	63.6
冠心病 S1	50	43	7	6	86	87.75	76.8

4.8 结 论

本章重点研究了冠心病第一心音与其他各类非冠心病第一心音的特征差异，并根据各自的特征差异实现了第一心音的分类，即正常、异常分裂、振幅异常改变和冠心病第一心音。该方法的基本思想是在 S1 的傅里叶谱分割的基础上对 S1 进行分解，从而辨别出 S1 中二尖瓣分量（M1）和三尖瓣分量（T1）。首先，因为 M1 和 T1 是 S1 的两个主要频率成分，对应着二尖瓣和三尖瓣的闭合，因此，挑选出 S1 频谱中距离大于 15 Hz 的前两个极大值点，然后以这两个极大值点最近的两侧极小值点作为频谱分割的边界线。利用 Meyer 小波滤波器将 S1 分解为 5 个模态，再利用 Hilbert 变换计算每个模态的解析信号的振幅和频率随时间变化的规律。其次，绘制了各模态中的数据点经过 Hilbert 变换后的解析信号的三维散点图（图 4-4），图中可以清晰地看到每个模态下的每个解析信号数据点的振幅和瞬时频率随时间的变化规律。图 4-4 中显示出，在一堆杂乱分布的散点图中有两条连续变化的散点形成的曲线，分别对应于第二模态和第四模态中解析信号的散点图，这些散点图之所以可以形成连续的曲线，正是因为这些散点有着相同的瞬时频率。而第二模态和第四模态中的瞬时频率正是 M1 和 T1 所对应的瞬时频率。为了从纷繁复杂的瞬时频率散点图中提取出这两条连续的曲线，采用了 K-means 聚类算法对散点图进行聚类分析，如图 4-6 所示。根据我们之前积累的知识，在正常的 S1 中，M1 出现的时间要早于 T1，同时 M1 的频率也大于 T1。因此，我们可以推导出三维聚类散点图中的绿色连续簇是 T1 的瞬时频率，而黑色连续簇是 M1 的瞬时频率。从图 4-6 中可以看出，这两条连续曲线对应的频率是恒定的，两条瞬时频率曲线的振幅随着时间先增大后减小。曲线的峰值对应于二尖瓣和三尖瓣关闭的时刻。两条曲线的最大振幅值也直接反映了二尖瓣和三尖瓣关闭所产生的振幅，而二尖瓣和三尖瓣关闭又直接影响 S1 的振幅。因此，采用 T1 的频率、TD 和 A_{peak_ratio} 作为特征参数对 S1 进行检测和分类。

根据表 4-2 的统计结果显示，对于冠心病 S1 也有着非常显著的特征：T1 的主频率成分的频率低于 8 Hz，因此利用决策树分类器将所有的第一心音分成了四大类：正常 S1、异常分裂 S1、振幅异常改变的 S1 和冠心病 S1。检测正常 S1 时，所提算法的 *Se*=90%，*Pp*=81.8%，*Oa*=75%；检测冠心病 S1 时，*Se*=86%，

Pp=87.75%，*Oa*=76.8%；将该方法应用于检测 S1 异常分裂时，*Se*=80%，*Pp*=76.2%，*Oa*=64%；该方法检测 S1 异常振幅变化时，*Se*=70%，*Pp*=87.5%，*Oa*=63.6%。因此，利用第一心音异常分类算法可以将冠心病与非冠心病区分开，但是冠心病第一心音检测的准确率为 76.8%，有待进一步提高。

第 5 章

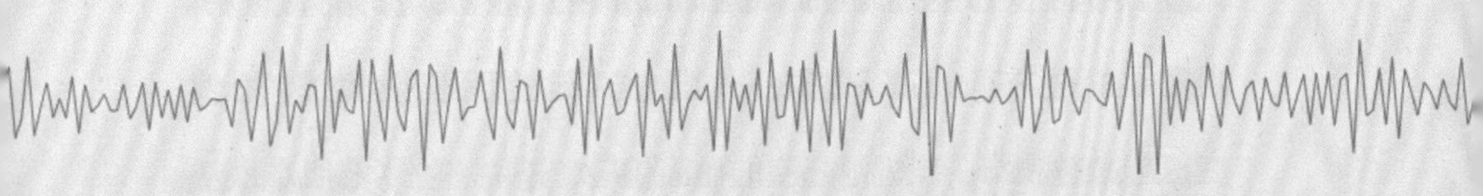

冠脉堵塞程度与舒张期心音特征参数的量化关系研究

5.1 引 言

冠心病主要是由于胆固醇和脂肪沉积在冠状动脉内壁形成斑块，阻塞了血液流向心肌。随着时间的推移，斑块沉积逐渐增加，血管变得越来越狭窄，减少了心肌的血液供应，进而剥夺了心肌本该从血液中获取的营养和氧气。这种情况会变得越来越糟，同时影响心脏肌肉的代谢活动。经过一段时间，心脏肌肉变弱，可能导致心力衰竭和心律失常。更严重的是，沉积的斑块经常被侵蚀或破裂，从而形成血栓，限制血液流向心肌，从而增加心脏性猝死的风险[104]。

有关冠心病心音特征提取的研究成果表明：冠心病舒张期心音与正常人的舒张期心音信号相比，存在由于冠脉狭窄而产生的湍流性的高频杂音[105,106]。这个杂音的频率大于 150 Hz，同时也有研究表明，冠心病患者舒张期心音中极低频（VLF）和低频（LF）区的功率谱密度（PSD）值约为正常值的一半，表明冠心病患者的热调节和交感神经活性较低。也有很多研究试图通过冠心病患者的心功能指标作为区分冠心病与非冠心病的特征参数，但是诊断结果并不理想，因为对于堵塞程度不是特别严重的冠心病患者，心功能指标的特异性和敏感性不高[107,108]。本章重点研究了冠心病舒张期心音特征与左降支冠状动脉堵塞程度之间的量化关系。首先，研究了冠心病患者与正常人舒张期心音的特征差异。其次，研究了冠心病患者支架置入术前术后舒张期心音的特征差异。接着，研究了堵塞程度不同的冠心病患者舒张期心音特征变化规律。最后，研究了如何区分冠心病舒张期杂音和瓣膜类心脏病舒张期杂音。本章基于舒张期心杂音特征提出的左降支冠脉堵塞程度分类算法流程图如图 5–1 所示。各类心音信号经过统一的预处理流程之后，利用固定的舒张期窗函数提取一段冠脉血流最大的舒张期心音进行傅里叶变换得到频谱之后，再对该频谱进行频谱分割，频谱分割边界直接定义为 [150 500]Hz。这样固定时段的舒张期信号被分解为三个模态信号，对应的可以得到这三个模态信号的频谱，频谱的分布范围分别为：0～150 Hz，150～500 Hz，>500 Hz。研究发现，第二模态频谱能量 $e(2)$ 在区分冠心病与非冠心病心音时具有显著特征。同时，P_3 参数在区分冠心病舒张期心杂音与瓣膜类舒张期杂音时具有显著差异。因此，提出利用冠心病舒张期第二模态频谱能量 $e(2)$ 和 P_3，结合第 4 章得出的冠心病第一心音特征参数来区分冠心病与非冠心病心音，进一步提高了冠心病与非冠心病识别的准确率。通过统计左降支冠脉堵塞程度不同的冠心病舒张期心音 $e(2)$ 和 $e(3)$，分类统计左降支冠脉堵塞程度分别为 30%、40%、50%、75% 左右时 $e(2)$ 和 $e(3)$ 的平均值，得到了用于区分左降支冠脉堵塞程度分别为堵塞 30% 左右（轻度）、50% 左右（中度）、75% 以上（严重）

的 e（2）和 e（3）的分类界限，并根据 e（2）和 e（3）的分类界限值将左降支冠脉堵塞程度分为三大类型。同时，利用另外采集的 110 例冠心病和非冠心病心音数据对所提算法在区分冠心病与非冠心病心音中的特异度、灵敏度和准确率进行了计算，以及对所提算法在分类左降支冠脉堵塞程度的准确率进行了计算。

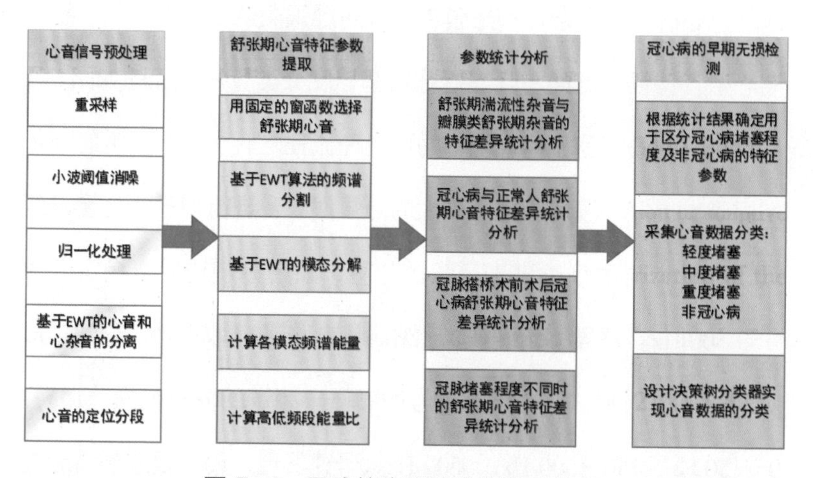

图 5-1　冠脉堵塞程度分类算法流程

Fig.5-1　Steps of classification algorithm for degree of coronary artery congestion

5.2　冠心病与正常人舒张期心音特征参数对比

无论是冠心病还是瓣膜类心脏病，病理性的心音通常会包含各类收缩期或者舒张期杂音，以及 S3 和 S4 等，使得心音的定位分段变得异常困难，舒张期心音的准确提取也会变得非常困难，这样极大影响了后续冠心病舒张期心音分析的准确性。首先，利用小波阈值消噪算法将含噪的心音信号进行去噪，再利用第 3 章中基于 EWT 的心音信号预处理算法，将心音中的杂音分离出去再进行心音的定位分段，最后回对原始心音，并提取舒张期心音。本章用到的冠心病心音数据除了 Michigan 标准心音数据库中的冠心病心音之外，绝大多数的冠心病心音数据是利用自制 MEMS 电子听诊器测量得到的。测量时患者采用了仰卧位置，听诊器放置在患者胸骨左缘位置。利用 MEMS 电子听诊器测量得到的一例冠心病心音消噪前后的时域波形图如图 5–2 所示。与冠状动脉狭窄相关的听诊成分与局部闭塞的颈动脉相似，但被介入的组织大大减弱。它也被相对响亮的瓣膜声掩盖 [6]。通过使用与心脏周期同步的时间窗分离舒张期部分声学信号，可以消除这些障碍。因此，为了提取冠脉血流最大时的舒张期杂音并巧妙地避开瓣膜声的掩盖，对于每个心动周期，设定一个固定的窗函数用于提取冠心病舒间期心音进行分析：即对 S2 结束后的 100 ms 开始持续至 128 ms 的心音进行分析，这段时间对应的心音是冠状动脉血流较重，同时可以避免其他心音噪声的冠心病特征提取的理想时段 [30,68]。提取出的舒张间期心音信号经过傅里叶变换后的频谱图和利用 EWT 算法进行频谱分割结果如图 5–3 所示。

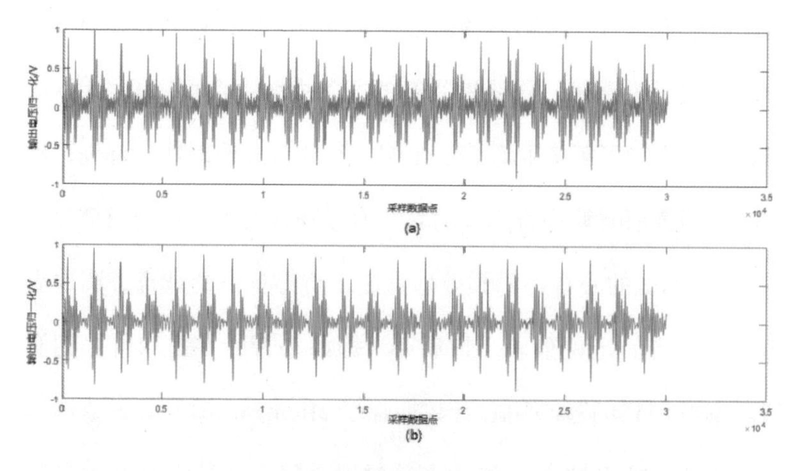

图 5-2　冠心病心音消噪前后时域波形

(a) 消噪前波形；(b) 消噪后波形

Fig.5-2　Waveform before and after denoising of coronary heart disease

(a) waveform before denoising; (b) waveform after denoising

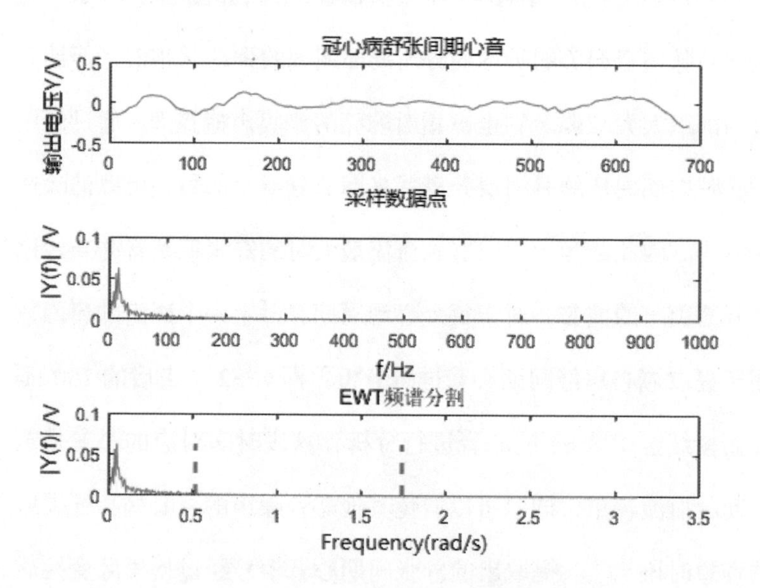

图 5-3　冠心病舒张间期心音的频谱分割

Fig.5-3　Spectrum segmentation of CHD's diastolic heart sounds

经过频谱分割之后的冠心病舒张间期心音信号会被 EWT 算法中构造的 Meyer 小波滤波器分解成 3 个不同的模态信号。这 3 个模态信号对应的频谱区间刚好是 0～150 Hz 的低频段、150～500 Hz 的中频段及大于 500 Hz 的高频段，如图 5-4 所示。从图 5-4 中可以清晰地看到冠心病心音舒张间期的高频杂音出现在了第二模态和第三模态中，杂音随时间的持续呈现出随机分布的特征。为了更加清晰地看清楚各模态信号的频域特征，对这 3 个模态信号进一步进行傅里叶变化，得到了 3 个模态对应的频谱图，如图 5-5 所示，从图中可以清晰地看到第二模态对应的频谱图中有大于 200 Hz 的高频信号，这个高频信号的频谱振幅最大值是 1×10^{-3}，这个特征能否作为区分冠心病与非冠心病的特征参数？我们需要用相同的算法流程处理正常心音舒张间期的信号，得出正常心音的舒张间期的各模态信号的频谱图与冠心病舒张间期心音模态频谱图，并进行对比。

图 5-6 为一例正常人的心音信号消噪前后时域波形对比图。经过上述相同的算法流程处理之后可以得到正常心音舒张间期的频谱分割图（图 5-7）和模态分解图（图 5-8），以及模态频谱图（图 5-9）。通过比较发现，正常心音的舒张间期模态分解后，大于 150 Hz 的心音成分比冠心病的要少很多，同时第二模态和第三模态分解后的频谱也可以看出，150～500 Hz 的中频分量和 500～1 000 Hz 的高频分量的最大振幅都要比冠心病心音对应的模态频谱分量低了 10^2 数量级。如果把 0～150 Hz 模态分量对应

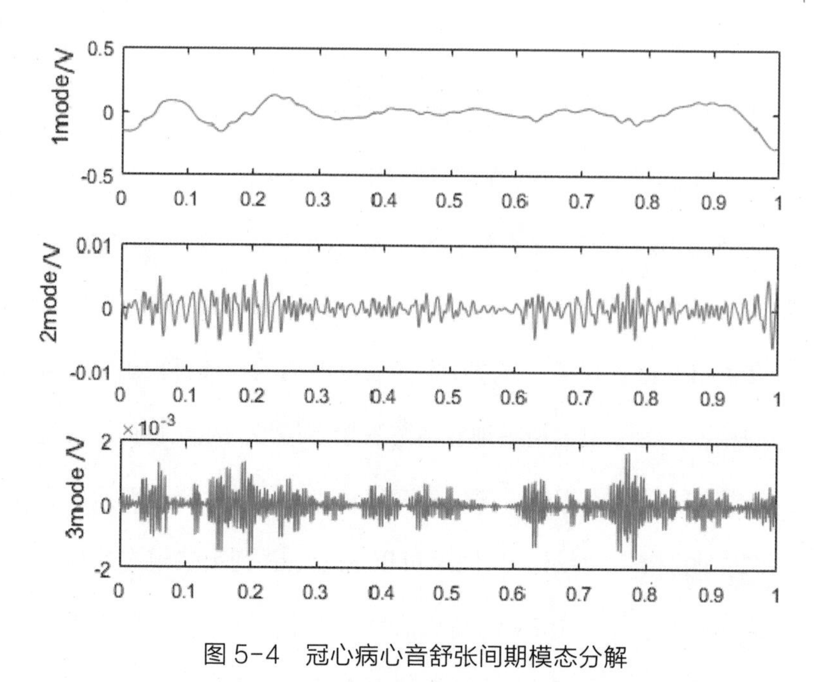

图 5-4 冠心病心音舒张间期模态分解

Fig.5-4 Modal decomposition of CHD’s diastolic heart sounds

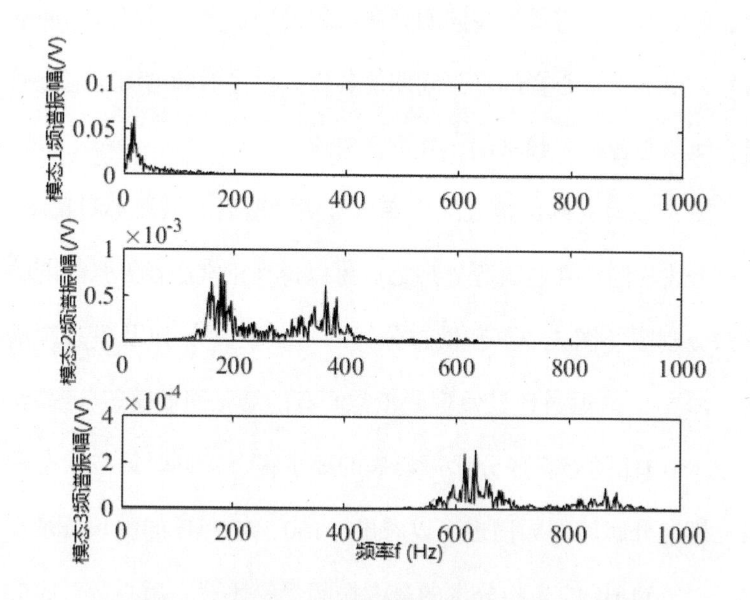

图 5-5 冠心病心音舒张间期模态分解后的频谱图

Fig.5-5 Spectrum of diastolic modals of CHD

的频谱能量标注为 $e(1)$，把 150～500 Hz 模态分量对应的频谱能量记为 $e(2)$，把 500～1 000 Hz 的模态分量对应的频谱能量记为 $e(3)$，频谱能量的计算为所在频带内每个频点振幅的平方代数和。表 5-1 统计了冠心病患者和健康人的 6 个舒张间期心音 3 个模态频谱能量的平均值及 $P_1=\dfrac{e(2)}{e(1)}$ 和 $P_2=\dfrac{e(3)}{e(1)}$ 的能量比值。发现了冠心病患者舒张间期第二模态频谱能量 $e(2)$ 显著增加，冠心病患者的 $e(2)$ 平均数量级为 10^{-6}，正常人的 $e(2)$ 平均数量级为 10^{-8}。冠心病患者的 P_1 数量级为 10^{-3}，而正常人的 P_1 数量级为 10^{-5}。冠心病患者的舒张间期心音的低频能量（0～150 Hz）比正常人有所减小，而中频和高频能量比正常人明显增加。这些结论和许多冠心病心音特征研究的学者所得结论一致[30,72,73]。

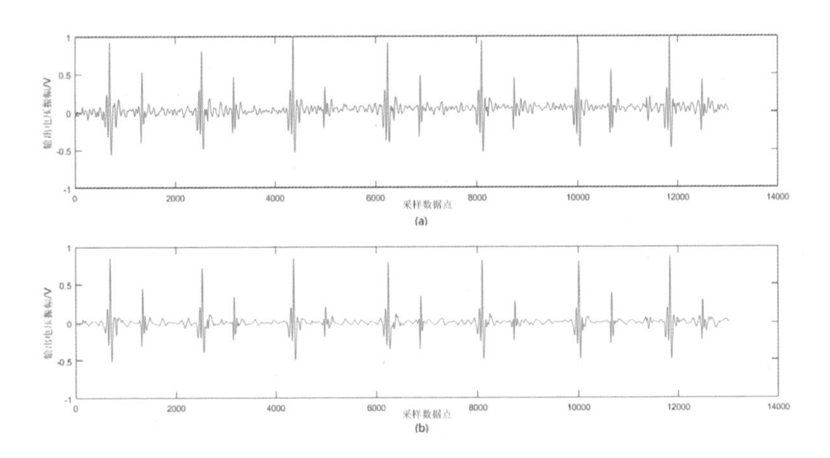

图 5-6　正常心音消噪前后波形图

(a) 消噪前的正常心音；(b) 消噪后的正常心音

Fig.5-6　Waveform of normal heart sound before and after denoising.

(a) normal heart sounds before de-noising; (b) normal heart sound after noise elimination

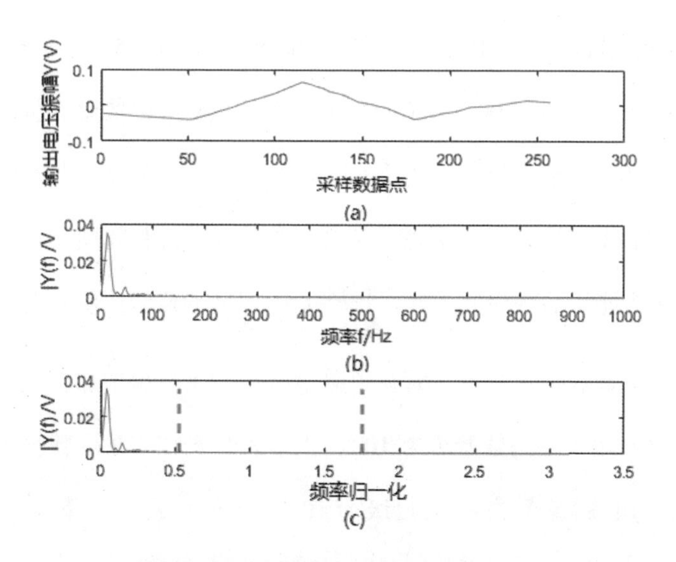

图 5-7 正常心音舒张间期频谱分割

(a) 舒张期心音；(b) 舒张期心音频谱；(c) 频谱分割

Fig.5-7 Diastolic spectrum segmentation of normal heart sound

(a) diastolic heart sounds of normal heart sound; (b) diastolic heart sounds spectrum; (c) spectrum segmentation

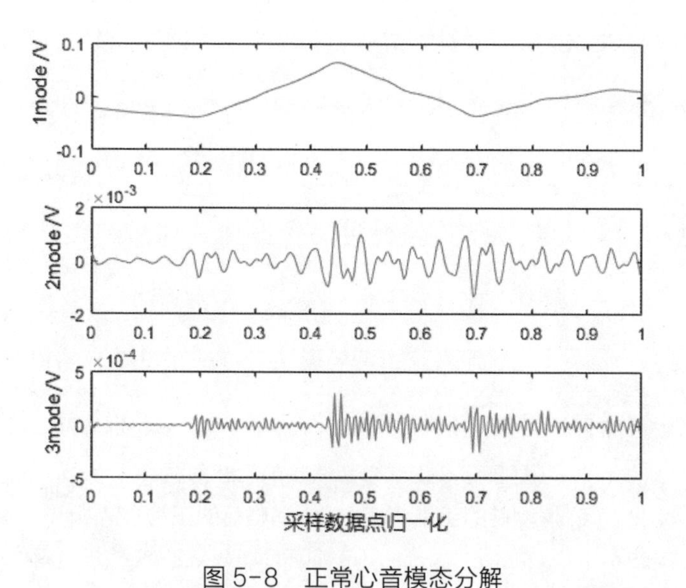

图 5-8 正常心音模态分解

Fig.5-8 Modal decomposition of normal heart diastolic sound

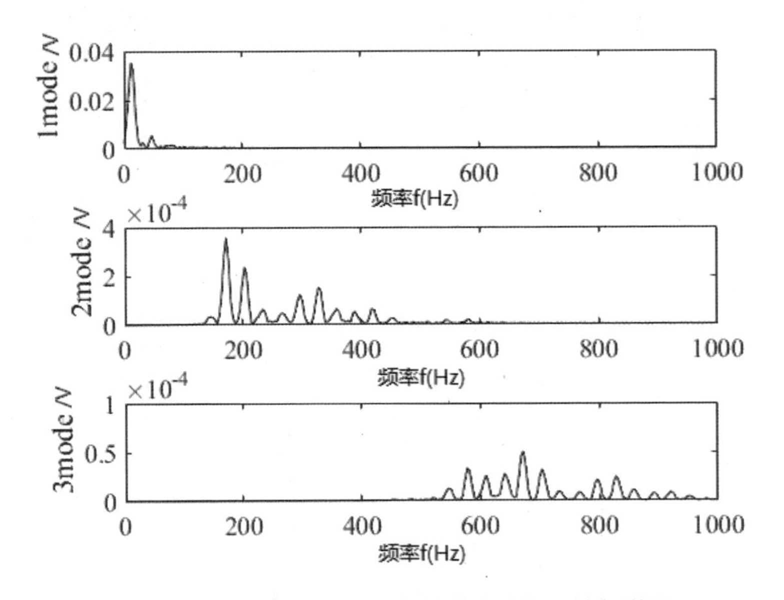

图 5-9　正常心音舒张间期模态分解后的频谱图

Fig.5-9　Spectrum of diastolic modes of normal heart sound

5.3　冠心病支架置入术前术后特征对比

之前我们已经利用 EWT 算法分析了冠心病患者和正常人的舒张间期心音特征差异。前人的研究绝大多数集中在区分冠心病和非冠心病心音特征参数的提取中，很少有人研究冠心病患者心脏搭桥术前术后心音特征的变化规律。寻找冠心病支架置入术前术后的舒张期特征差异并用于评估手术的效果是本小节的研究重

表 5-1 冠心病与正常人舒张间期心音特征值比较

Tab. 5-1 Comparison of diastolic characteristic values between CHD and normal person

	冠心病心音舒张间期特征					正常心音舒张间期特征				
序号	$e(1)$	$e(2)$	$e(3)$	P_1	P_2	$e(1)$	$e(2)$	$e(3)$	P_1	P_2
1	0.0015	2.8e–6	1.7e–7	0.0018	1.1e–4	3.4e–4	2.2e–8	1.8e–10	6.4e–5	5.4e–7
2	3.8e–4	1.1e–6	8.9e–8	0.0028	2.3e–4	3.8e–4	3.4e–8	3.4e–10	8.8e–5	8.8e–7
3	7.7e–4	1.9e–6	1.5e–7	0.0025	2.0e–4	9.8e–4	1.6e–8	6.9e–11	1.6e–5	7.0e–8
4	0.0015	1.9e–6	2.4e–7	0.0013	1.6e–4	0.0014	2.1e–8	1.8e–10	1.5e–5	1.3e–7
5	6.2e–4	1.5e–6	1.0e–7	0.0024	1.7e–4	0.0017	1.0e–8	7.8e–11	6.0e–6	4.5e–8
6	4.0e–4	1.1e–6	8.4e–8	0.0029	2.1e–4	0.0013	1.6e–8	1.7e–10	1.2e–5	1.3e–7
均值	**8.6e-4**	**1.7e-6**	**1.4e-7**	**0.0023**	**1.8e-4**	**0.0010**	**2.0e-8**	**1.7e-10**	**3.4e-5**	**3.0e-7**
方差	2.2e–7	3e–13	3e–15	3.1e–7	1.5e–9	2.6e–7	5.6e–17	8.0e–21	9.6e–10	9.5e–14

点。通过研究冠心病患者在心脏搭桥术前术后的冠心病心音特征的改变，进而找到用于评估搭桥手术效果的指标。临床上，将冠脉堵塞大于 75% 作为是否必须置入支架的标准。但是，如果想要衡量搭桥手术是否成功，需要再次冠脉造影，这样做无疑是对一个刚做完手术的患者的高风险操作。因此，研究冠脉搭桥术前术后舒张间期心音特征值的改变，对于无创评估冠脉搭桥手术效果具有非常重要的意义。

接下来以一例冠心病患者术前术后心音为例开展研究。患者 1，女，76 岁，冠脉造影术后显示前降支近段堵塞 99%，在前降支堵塞位置置入支架一枚。冠心病舒张期提取时段与上文中所述一致，所用分析算法也与上文所述一致。支架置入前的患者时域波形如图 5-10 所示。由于患者年龄较大，瓣膜的活动性较差，心脏彩超显示患者心脏二尖瓣和三尖瓣有少量返流，同时主动脉瓣口存在少量返流，因此患者的心音波形显示舒张期和收缩期杂音较多。利用 EWT 预处理算法首先将所有的杂音和心音分离开，定位分段纯净心音后再回对滤波消噪后的心音，提取舒张期冠脉血流较重的时段进行分析。患者术前舒张期频谱和频谱分割如图 5-11 所示。模态分解如图 5-12 所示，各模态对应频谱如图 5-13 所示。

仍然是同一个患者，在支架置入术后第二天检测心音的波形图如图 5-14 所示，与术前心音相比明显少了很多杂音，第一心音、第二心音清晰可辨。采用相同的舒张期提取窗函数，分析方法与前文所述一致。

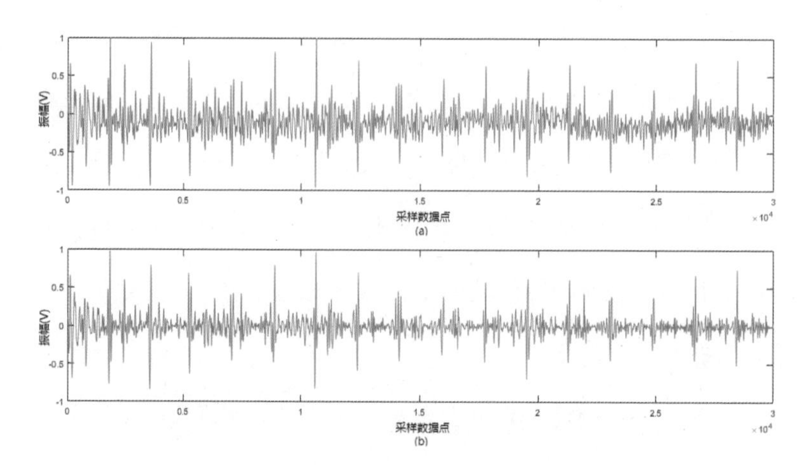

图 5-10　冠心病术前心音消噪前后时域波形

(a) 消噪前波形；(b) 消噪后波形

Fig.5-10　Before and after denoising waveform of CHD before coronary artery bypass surgery

(a) waveform before denoising; (b) waveform after denoising

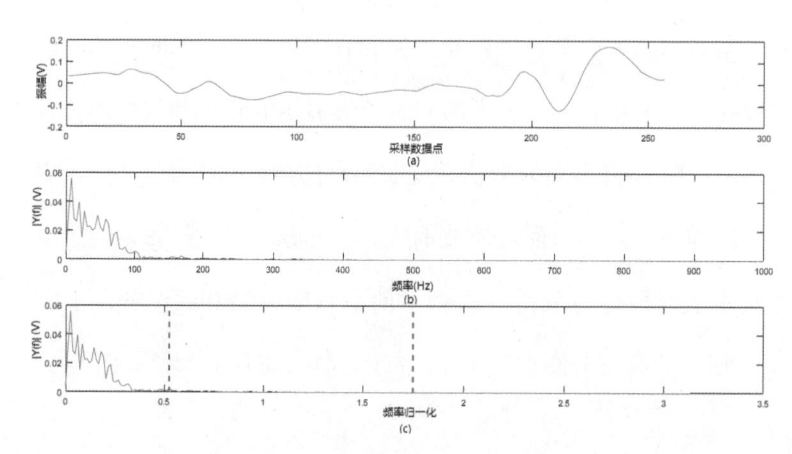

图 5-11　冠心病术前舒张期心音频谱分割

(a) 舒张期心音；(b) 舒张期心音频谱；(c) 频谱分割

Fig.5-11　Spectrum segmentation of CHD diastolic heart sounds before coronary artery bypass surgery

(a) diastolic heart sounds of coronary heart disease; (b) diastolic heart sounds spectrum; (c) spectrum segmentation

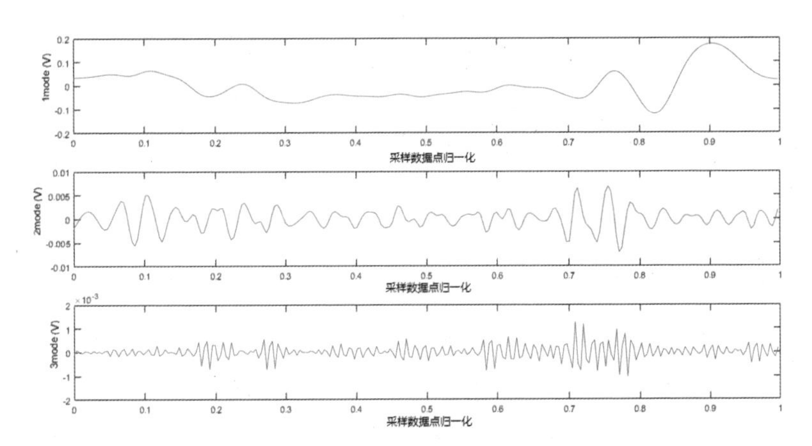

图 5-12　冠心病术前舒张期心音模态分解

Fig.5-12　Modal decomposition of CHD's diastolic heart sounds before coronary artery bypass surgery

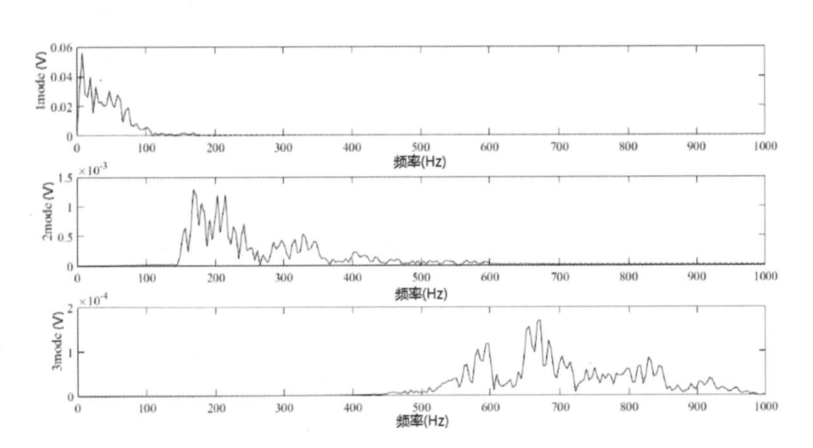

图 5-13　冠心病术前舒张期心音各模态对应频谱分布

Fig.5-13　Modal spectrum of CHD's diastolic heart sounds before coronary artery bypass surgery

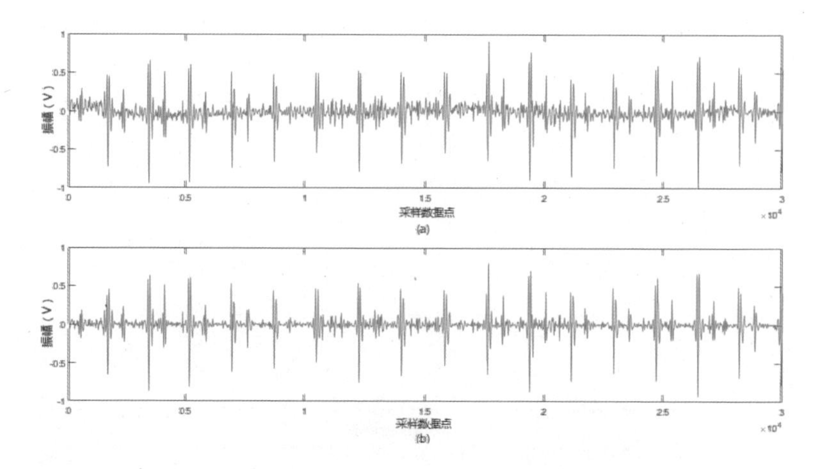

图 5-14　冠心病术后心音消噪前后时域波形

(a) 消噪前波形；(b) 消噪后波形

Fig.5-14　Before and after denoising waveform of CHD after coronary artery bypass surgery

(a) waveform before denoising; (b) waveform after denoising

患者术后的舒张间期心音频谱和频谱分割情况如图 5-15 所示，与图 5-11 所示的术前舒张间期频谱相比，术后的舒张间期频谱的毛刺即杂音分量减少很多。根据频谱分割构造的 EWT 小波滤波器组将冠心病术后舒张间期心音分解为 3 个模态如图 5-16 所示，与图 5-12 所示的冠心病术前舒张间期心音各模态分解图对比，术后第二模态和第三模态心音的振幅大幅减小。术后各模态心音对应的频谱如图 5-17 所示，与图 5-13 所示的术前舒张间期心音各模态频谱相比，第二模态和第三模态频谱中的高频分量大幅减少。

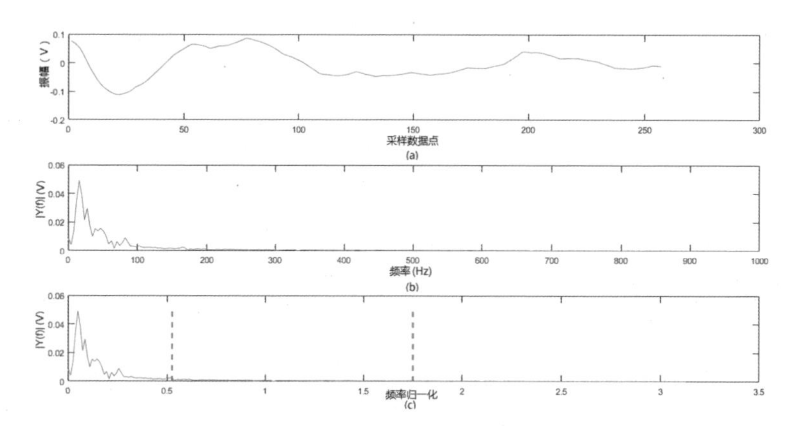

图 5-15　冠心病术后舒张间期心音频谱分割

(a) 舒张间期心音；(b) 舒张间期心音频谱；(c) 频谱分割

Fig.5-15　Spectrum segmentation of CHD diastolic heart sounds after coronary artery bypass surgery

(a) diastolic heart sounds of coronary heart disease;

(b) diastolic heart sounds spectrum; (c) spectrum segmentation

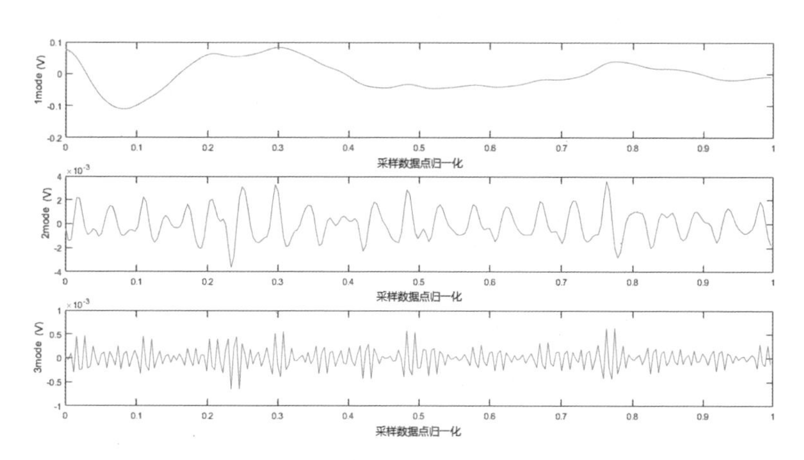

图 5-16　冠心病术后舒张间期心音模态分解

Fig.5-16　Modal decomposition of CHD's diastolic heart sounds after coronary artery bypass surgery

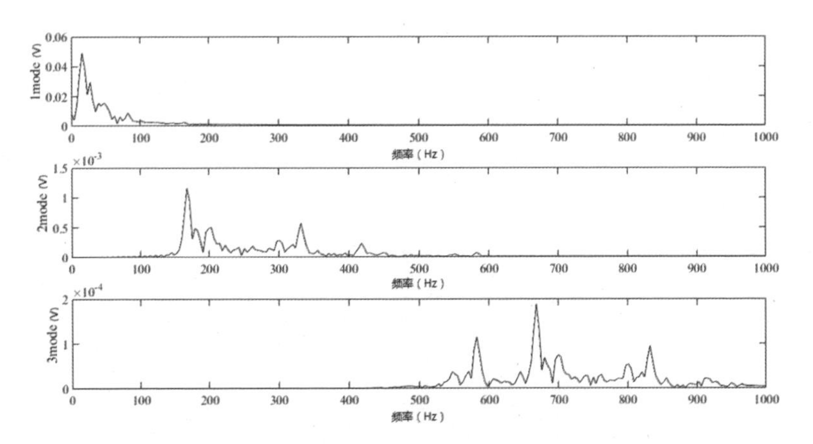

图 5-17　冠心病术后舒张间期各模态对应频谱分布

Fig.5-17　Modal spectrum of CHD diastolic heart sounds after coronary artery bypass surgery

冠状动脉血流受主动脉压力的影响，变化很大。压力的梯度大小和冠脉血流的大小取决于心脏的收缩能力 [109]。冠脉血流在通过冠状动脉时的特性并不是每个心动周期都完全一样，例如，冠脉血流在流过左冠状动脉时舒张早期的血流量最大，而当冠脉血流流过右侧冠状动脉时在顶峰收缩期达到最大 [110]。因此，同一个冠心病患者每个舒张间期的杂音能量大小和分布还是有所变化的。为了得到冠心病患者术前术后的舒张期心音特征变换的总体规律，表 5-2 统计了 3 个冠心病患者的术前术后的 6 个舒张间期心音的特征值，包括 3 个模态的能量：e（1）、e（2）、e（3）和两个能量比值 P_1 和 P_2，以及每个患者 6 个舒张间期特征值的平均值和方差。其中患者 1 为本节开头介绍的患者。患者 2，女，68 岁，冠脉造影后显示前降支开口闭塞，开口处堵塞 90%，中段堵塞 80%～90%，右冠脉近段堵塞 50%，中段堵塞 60%～70%，在前降支堵塞位置处置入支架 2 枚。患者 3，女，74 岁，前降支近段与开口分叉处堵塞 90%，中段堵塞 50%～60%，回旋支中段堵塞 60%～70%，右冠脉近段堵塞 50%，前降支置入支架 1 枚。

观察表 5–2 可以发现，3 例冠心病患者术前术后的舒张间期心音特征值有明显变化的是表中用黑色加粗字体标注的数值。每一位患者术后 e（2）能量（也即处于 150～500 Hz 的能量）均比术前 e（2）降低了一个数量级，3 位患者的术前 e（2）能量的数量级都是 10^{-5}，术后 e（2）数量级都变为 10^{-6}。另外，因为术后患者的 e（1）能量（即 0～150 Hz 的频谱能量）都比术前有不同程度的增加，而 e（2）又都比术前有明显的减小，导致比值 $P_1=\dfrac{e(2)}{e(1)}$ 在术后均有明显减小。术前 P_1 的数量级为 10^{-3}，术后 P_1 的数量级变为 10^{-4}。而 e（3）术后的数值较术前有明显减小，P_2 也有明显减小。因此，可以根据 e（2），e（3），P_1 和 P_2 在术前术后有无明显变化作为评价冠脉搭桥手术是否成功的标准。成功搭桥术后第一天，舒张间期心音第二模态能量的明显减少，且 P_1 的数值在 10^{-4} 数量级。

表 5-2 冠心病舒张间期心音术前术后能量及比值比较

Tab.5-2 Comparison of preoperative and postoperative diastolic energy and ratio of CHD

	冠心病术前舒张间期特征					冠心病术后舒张间期特征				
患者 1 (99%)	*e*(1)	*e*(2)	*e*(3)	P_1	P_2	*e*(1)	*e*(2)	*e*(3)	P_1	P_2
1	0.0040	1.2e−5	5.4e−7	0.0032	1.3e−5	0.0256	3.4e−6	1.8e−8	1.3e−4	7.1e−7
2	0.0106	2.8e−5	7.4e−7	0.0027	7.0e−5	0.0172	1.7e−6	1.3e−8	9.9e−5	7.3e−7
3	0.0143	1.6e−5	4.9e−7	0.0011	3.4e−5	0.0019	4.8e−6	1.5e−7	0.0025	8.0e−5
4	0.0029	4.4e−6	1.7e−7	0.0015	5.8e−5	0.0634	6.7e−6	1.9e−7	1.0e−4	3.0e−6
5	0.0037	9.1e−6	3.8e−7	0.0025	1.0e−4	0.0082	7.0e−6	2.0e−7	8.5e−4	2.4e−5
6	0.0055	2.6e−5	5.5e−7	0.0048	9.9e−5	0.0085	6.0e−6	1.8e−7	7.0e−4	2.2e−5
均值	**0.0068**	**1.6e-5**	**4.8e-7**	**0.0026**	**6.2e-5**	**0.021**	**4.9e-6**	**1.3e-7**	**7.3e-4**	**2.2e-5**
方差	1.8e−5	7 e−11	3e−14	1.5e−6	1e−9	4.2e−4	3.6e−12	6.3e−15	7.2e−7	7.7e−10
患者 2 (90%)	*e*(1)	*e*(2)	*e*(3)	P_1	P_2	*e*(1)	*e*(2)	*e*(3)	P_1	P_2
1	0.0154	1.8e−5	6.4e−7	0.0012	4.2e−5	0.0020	8.8e−7	4.2e−8	4.4e−4	2.1e−5
2	0.0132	7.5e−5	7.7e−7	0.0058	5.9e−5	0.0046	5.9e−7	2.4e−8	1.3e−4	5.4e−6
3	0.0381	7.8e−5	1.2e−6	0.0020	3.2e−5	0.0075	8.2e−6	6.1e−7	0.0011	8.0e−5

续 表

	冠心病术前舒张间期特征					冠心病术后舒张间期特征				
4	0.0407	1.9e−5	6.8e−7	4.6e−4	1.6e−5	4.6e−4	2.7e−7	1.1e−8	5.9e−4	2.2e−5
5	0.0268	8.6e−5	1.1e−6	0.0032	4.1e−5	0.0016	8.1e−7	3.5e−8	5.1e−4	2.1e−5
6	0.0340	7.9e−5	1.8e−7	0.0023	3.4e−5	0.0019	6.4e−7	2.4e−8	3.4e−4	1.3e−5
均值	**0.0280**	**5.9e-5**	**7.6e-7**	**0.0025**	**3.7e-5**	**0.0030**	**1.9e-6**	**1.2e-7**	**5.2e-4**	**2.7e-5**
方差	1.1e−4	8 e−10	1e−13	3e−6	1.6e−10	5.6e−6	8e−12	4.7e−14	8.8e−8	6e−10
患者 3 (90%)	$e(1)$	$e(2)$	$e(3)$	P_1	P_2	$e(1)$	$e(2)$	$e(3)$	P_1	P_2
1	0.0031	5.3e−6	2.6e−7	0.0017	8.2e−5	0.0078	2.8e−6	1.1e−7	3.6e−4	1.4e−5
2	0.0052	3.8e−5	1.1e−6	0.0073	2.1e−4	0.0122	2.8e−6	1.1e−7	2.3e−4	8.8e−6
3	0.0148	2.1e−5	7.0e−7	0.0014	4.7e−5	0.0437	4.8e−6	2.2e−7	1.1e−4	4.9e−6
4	0.0043	5.4e−6	3.0e−7	0.0012	7.0e−5	0.0244	5.3e−6	1.7e−7	2.2e−4	7.0e−6
5	0.0045	4.8e−6	2.7e−7	0.0011	6.0e−5	0.0231	8.0e−6	2.7e−7	2.2e−4	7.0e−6
6	6.4e−4	3.2e−6	1.5e−7	0.0049	2.3e−4	0.0080	1.8e−6	9.6e−8	2.3e−4	1.2e−5
均值	**0.0054**	**1.3e-5**	**4.6e-7**	**0.0029**	**1.2e-4**	**0.0199**	**4.3e-6**	**1.6e-7**	**2.3e-4**	**9.0e-6**
方差	2.0e−5	2e−10	1e−13	5.5e−6	5.5e−9	1.6e−4	4e−12	4e−15	5.3e−9	9.8e−12

5.4 堵塞程度不同的冠心病心音特征对比

为了比较不同堵塞程度的冠心病心音的特征值差异，重点统计分析了左降支冠脉堵塞程度分别为 30%、40%、50%、75% 左右和 95% 左右，以及急性心肌梗死患者的舒张间期心音特征。因为 MEMS 电子听诊器采集冠心病患者心音数据时，患者采用仰卧位，听诊器放置的位置为患者胸骨左缘（也即三尖瓣听诊区），这个区域的左前降支冠状动脉处于胸腔体表，如图 5-18 所示。此时，听诊器紧贴左前降支冠状动脉，因此，所测冠心病舒张期心音 e（2）和 e（3）的频谱能量特征只能真实反映左前降支冠脉堵塞程度的不同，而对其他位置冠脉堵塞情况暂时不做分析研究。

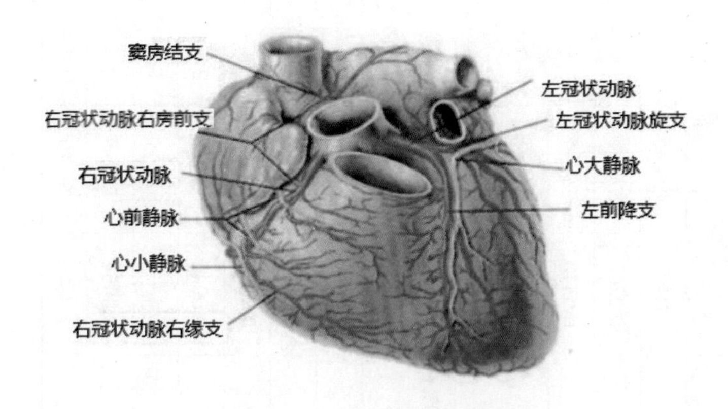

图 5-18 心脏冠脉分布图

Fig.5-18 Coronary artery distribution on the whole heart

表 5-3 统计了利用 MEMS 电子听诊器采集到的前降支冠状动脉堵塞程度分别为 30%、40%、50%、75%、95% 及急性心肌梗死患者的冠心病舒张期心音的特征参数，包括舒张期第一模态频谱能量 e（1）、舒张期第二模态频谱能量 e（2）和舒张期第三模态频谱能量 e（3）及 P_1。表中列出的患者 4，男，55 岁，住院号：769283，冠脉造影显示前降支中段狭窄 30%，未置入支架；患者 5，男，59 岁，住院号：769970，前降支中段狭窄 40%，未置入支架。患者 6，男，55 岁，住院号：769666，冠脉造影显示前降支中段狭窄 50%；患者 7，男，40 岁，住院号：768869，冠脉造影结果显示前降支中段狭窄 75% 左右；患者 8，男，60 岁，住院号：769697，冠脉造影显示前降支近段狭窄 95%；患者 9，男，55 岁，住院号：769875，冠状动脉造影术后显示右冠状动脉近段急性闭塞。患者 10，男，47 岁，住院号：769279，冠脉造影显示前降支近中段钙化明显，狭窄 70%～80%。分别采集了 7 位患者的 6 个舒张间期，计算了每一个患者每一个舒张间期的 e（1）、e（2）、e（3）和 P_1 的比值，并得到了每一位患者 6 个舒张间期的心音特征参数的平均值。分析方法与前述的方法一致，仍然采用 EWT 算法对舒张间期心音进行频谱分割，频谱分割区间仍然为 [150 500]Hz。

表 5-3　前降支冠脉堵塞程度不同的冠心病舒张间期心音特征值

Tab.5-3　Diastolic characteristic values of CHD with different degree of coronary artery occlusion

堵塞程度 %	$e(1)$	$e(2)$	$e(3)$	$P_1=\dfrac{e(2)}{e(1)}$
患者 4（30%）	0.003 2	2.96e–6	1.6e–7	9.38e–4
	0.002 0	3.92e–6	2.84e–7	0.002 0
	0.003 8	1.59e–6	8.08e–8	4.23e–4
	0.003 4	6.9e–7	6.15e–8	2.03e–4
	9.9e–4	2.26e–6	1.5e–7	0.002 3
	0.003 3	1.56e–6	1.10e–7	4.72e–4
均值	**0.002 78**	**2.16e-6**	**1.41e-7**	**0.001 0**
患者 5（40%）	5.53e–4	2.2e–6	1.8e–7	0.004 0
	0.001 5	3.33e–6	3.09e–7	0.002 2
	0.001 1	4.7e–6	4.0e–7	0.004 2
	0.001 4	1.26e–6	8.13e–8	8.8e–4
	6.432e–4	2.4e–6	1.7e–7	0.003 7
	6.023e–4	2.3e–6	1.8e–7	0.003 9
均值	**9.66e-4**	**2.70e-6**	**2.2e-07**	**0.001 4**
患者 6（50% 左右）	0.006 1	5.51e–6	4.03e–7	9.04e–4
	0.004 3	2.32e–6	1.6e–7	5.42e–4
	0.004 2	4.27e–6	5.56e–7	0.001 0
	0.007 0	4.0e–6	3.4e–7	5.69e–4
	0.006 8	3.65e–6	2.35e–7	5.4e–4
	0.002 4	2.93e–6	2.5e–7	0.001 2
均值	**0.005 1**	**3.78e-6**	**3.24e-7**	**7.93e-4**
患者 7（75%）	0.002 2	8.59e–6	5.7e–7	0.004 0
	0.003 2	9.0e–6	4.8e–7	0.002 9
	8.13e–4	5.7e–6	2.89e–7	0.007 0
	0.005 4	9.42e–6	5.87e–7	0.001 8
	0.004 7	1.15e–5	1.12e–7	0.002 4
	0.003 7	8.49e–6	4.6e–7	0.002 3
均值	**0.003 3**	**8.78e-6**	**4.16e-7**	**0.003 4**

续　表

堵塞程度 %	$e(1)$	$e(2)$	$e(3)$	$P_1=\frac{e(2)}{e(1)}$
患者 8（95%）	0.009 1	1.89e–5	6.3e–7	0.002 1
	0.003 5	1.38e–5	5.4e–7	0.003 9
	0.007 9	1.08e–5	4.67e–7	0.001 4
	0.009 5	8.10e–6	4.16e–7	8.51e–4
	0.017 8	1.90e–5	9.56e–7	0.001 1
	0.009 4	1.83e–5	5.77e–7	0.002 0
均值	**0.009 5**	**1.48e-5**	**5.98e-7**	**0.001 9**
患者 9（急性心梗）	0.001 1	6.98e–6	4.89e–7	0.006 4
	0.001 3	1.45e–6	7.18e–8	0.001 1
	0.001 0	7.83e–6	3.69e–7	0.007 8
	5.3e–4	3.9e–6	2.2e–7	0.007 4
	5.8e–4	3.0e–6	1.17e–7	0.005 2
	9.72e–4	2.88e–6	1.57e–7	0.003 0
均值	**9.14e-4**	**4.34e-6**	**2.37e-7**	**0.005 2**
患者 10（钙化 +75%）	0.004 6	1.22e–5	9.8e–7	0.002 7
	0.002 5	1.12e–5	1.1e–6	0.004 4
	0.003 2	1.57e–5	2.11e–6	0.004 8
	0.006 9	1.47e–5	1.90e–6	0.002 1
	0.007 9	1.95e–5	1.59e–6	0.002 1
	0.001 6	1.25e–5	9.19e–7	0.007 9
均值	**0.004 5**	**1.43e-5**	**1.43e-6**	**0.004 0**

从表 5–3 的统计结果可以得出以下结论：（1）随着左降支冠状动脉堵塞程度的增加，舒张期第二模态频谱能量 e（2）和第三模态频谱能量 e（3）随之增加。（2）左降支冠状动脉堵塞只有 30% 左右时，舒张期第二模态频谱能量 e（2）的数量级就达到了 10^{-6}。因此，可以证明冠心病患者术后舒张期第二模态的高

频能量 e（2）并没有完全消失，而是有所减少，因为支架置入只是改善了心肌的供血，并没有改善原来冠状动脉的堵塞程度，只是使得血流在原来冠状动脉中分流减小，进而使得左降支冠状动脉中的湍流性杂音减小。（3）急性心肌梗死的患者因为冠状动脉局部完全堵塞，没有血流流过完全堵塞的冠状动脉，因此，急性心肌梗死的舒张期杂音 e（2）数值不能直接反映实际冠脉堵塞 100% 的情况。同时，冠状动脉堵塞同时伴有冠脉严重钙化的情况下，舒张期第二模态心音的频谱能量将显著增大，也不能通过 e（2）的大小来直接反映这类冠脉堵塞的实际情况。因此，所提算法只适用于左降支冠脉没有钙化、没有完全梗死时的冠心病堵塞程度的估算。

5.5 舒张期湍流性杂音与返流性杂音特征对比

5.5.1 含返流性杂音的舒张期定位识别

图 5-19 是一例二尖瓣狭窄存在舒张期返流性杂音的心音时域波形经过小波阈值消噪后的前后对比图。如前文所述，对于含有收缩期或者舒张期心杂音的心音，应该首先利用 EWT 算法进

行频谱分割，分割的边界点为 [10 80 600] Hz。经过 EWT 算法中的 Meyer 小波滤波器将心音信号分解成了 4 个模态，如图 5-20 所示。从模态分解图中可以看到，含有少量的心杂音的心音信号主要集中在第二模态，因此，利用小波变换包络提取算法单独提取第二模态心音的包络，如图 5-21 所示。之后利用双阈值分段定位算法对第二模态心音包络进行分段定位，确定 S1 和 S2 的起始点。在利用第一阈值定位时，会有错误的奇异点产生，因此在第一阈值定位后的算法中加入了奇异点剔除算法。根据前后两个点的间距是否大于收缩期而小于舒张期间距来剔除奇异点，如图 5-22 所示。

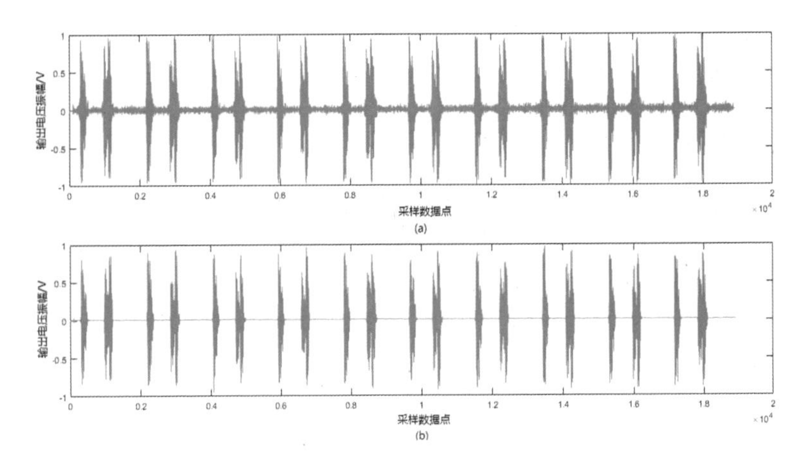

图 5-19　二尖瓣狭窄心音信号消噪前后时域波形图
(a) 消噪前的波形；(b) 消噪后的波形
Fig. 5-19　The waveform of mitral stenosis heart sound signal before and after denoising
(a) waveform before denoising; (b) waveform after denoising

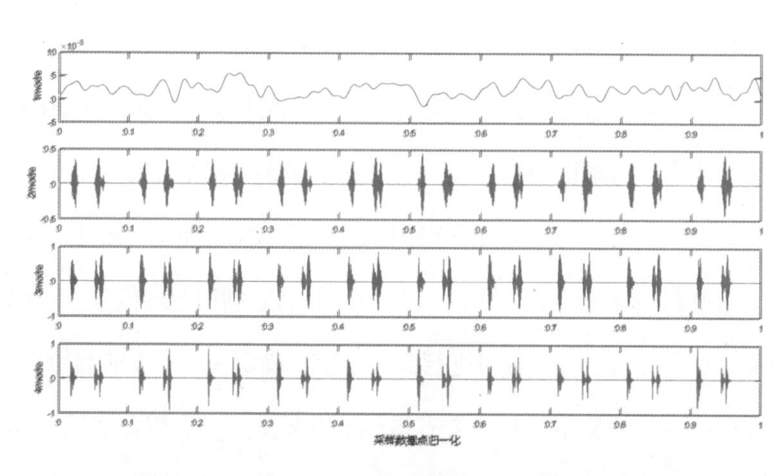

图 5-20　基于 EWT 的瓣膜类心脏病模态分解

Fig. 5-20　EWT - based modal decomposition of valvular heart disease

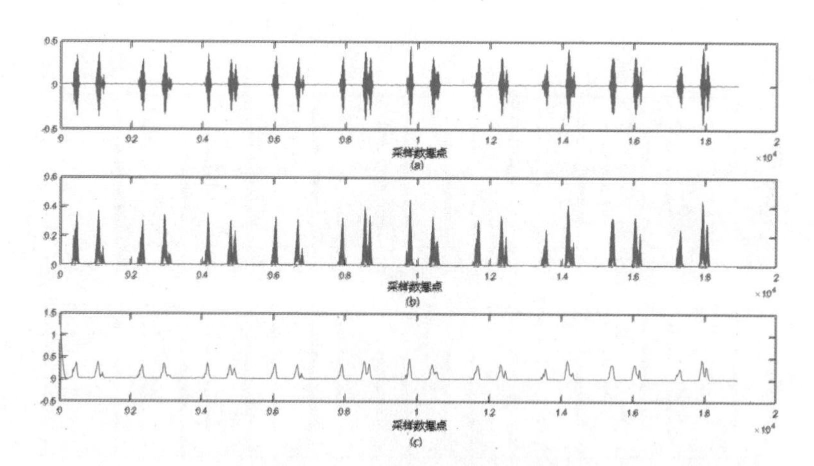

图 5-21　小波变换包络提取

(a) 第二模态心音信号；(b) 第二模态心音小波变换振幅；

(c)3 次样条插值平滑包络

Fig. 5-21　Wavelet transform envelope extraction

(a)waveform of second mode heart sound signal; (b) amplitude of wavelet transform of second mode heart sound; (c)smoothing envelope through cubic spline interpolation

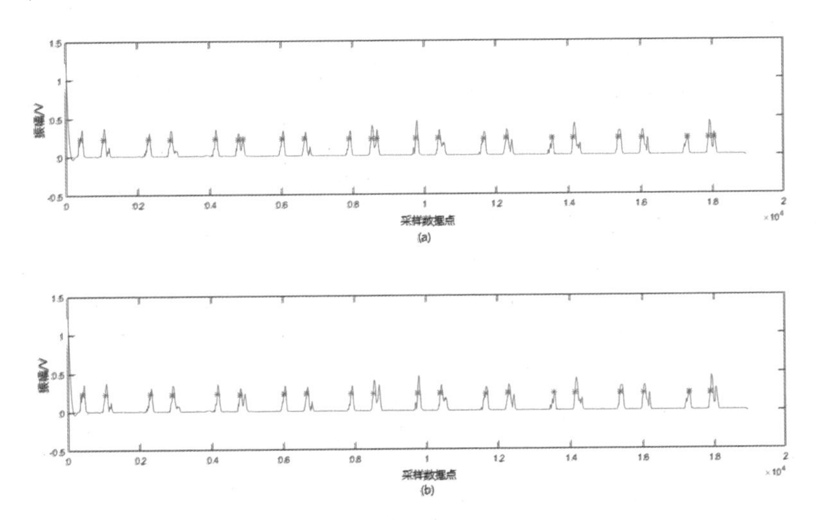

图 5-22　双阈值定位奇异点剔除前后图
(a) 奇异点剔除之前；(b) 奇异点剔除之后
Fig. 5-22　Before and after the singularity is eliminated
in the double threshold value positioning
(a) the singularity is not eliminated;
(b) the singularity is eliminated

对于上述二尖瓣狭窄的心音的双阈值分段定位的结果如图 5-23 所示。根据定位结果回对原始心音，找到 S1 和 S2 的区间，以及收缩期和舒张期的区间，进而可以简单计算一些心音的时域特征参数，如心率、舒张期时限 / 收缩期时限等，如图 5-24 所示。

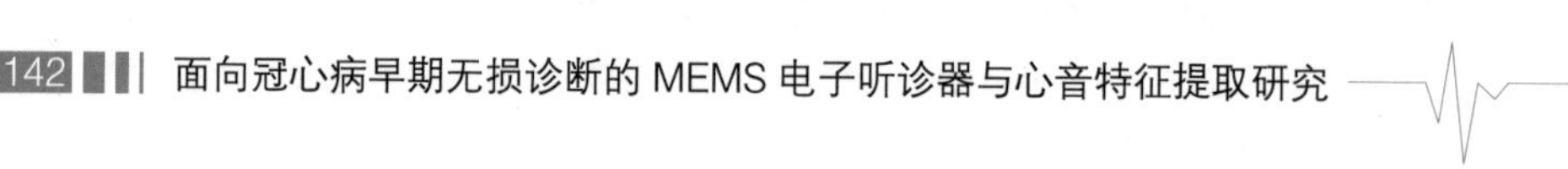

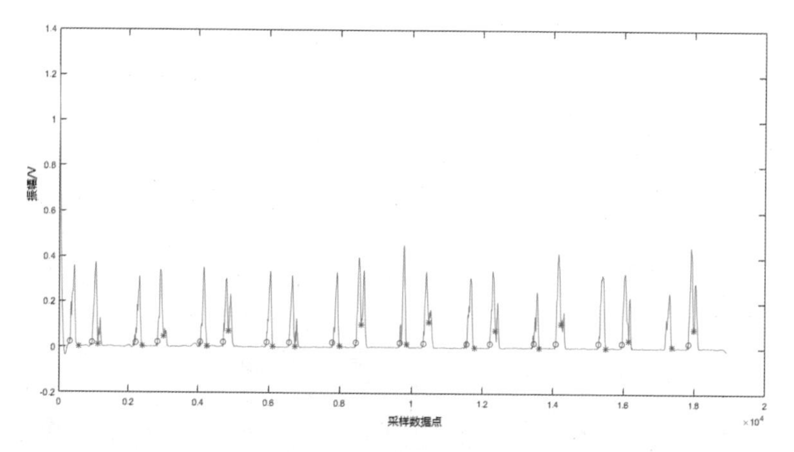

图 5-23 双阈值分段定位

Fig. 5-23 Double threshold segmentation

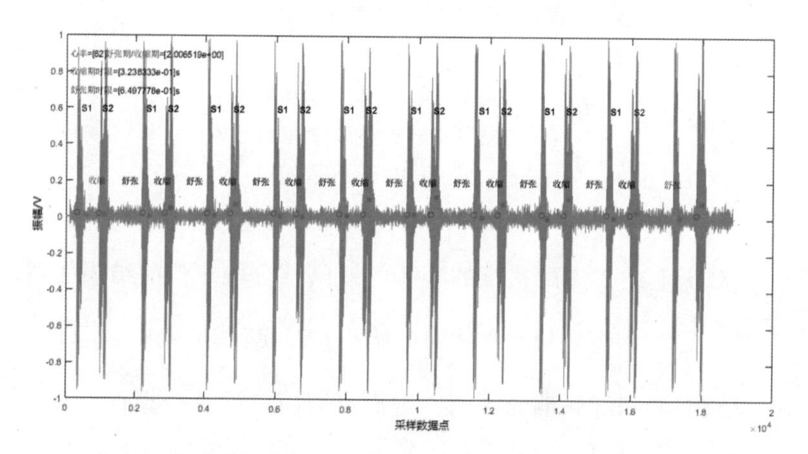

图 5-24 二尖瓣狭窄的心音分段定位

Fig. 5-24 Segmentation and localization of mitral stenosis heart sounds

5.5.2　冠心病舒张期杂音与瓣膜类心脏病舒张期杂音的区分

根据前人的研究结果得知，瓣膜类心脏病舒张期杂音大多集中在 200 Hz 以内，而冠心病舒张期湍流性杂音的频率分布在 200 Hz 以上。为了进一步提高算法在借助舒张期心杂音诊断冠心病时的特异性和准确率，拟通过研究冠心病舒张期杂音和瓣膜类舒张期杂音的区别，进而排除瓣膜类舒张期杂音对冠心病舒张期心音特征参数识别的影响。因此，寻找了一例存在舒张早期和舒张晚期杂音的二尖瓣狭窄的心音信号进行研究，时域波形图如图 5-25 所示。

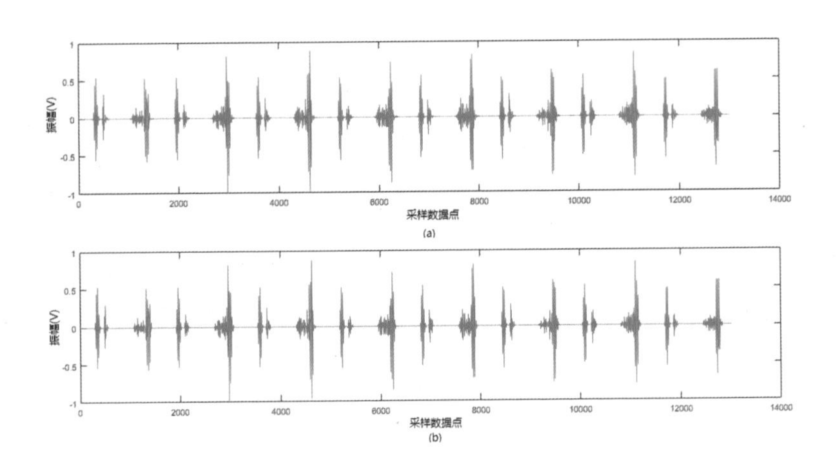

图 5-25　二尖瓣狭窄舒张期杂音
(a) 消噪前；(b) 消噪后

Fig. 5-25　Diastolic murmurs in mitral stenosis
(a)waveform before denoising; (b)waveform after denoising

分析方法首先尝试采用前文用于区分冠心病和正常人心音特征的算法，首先利用固定的窗函数（S2 结束后 100 ms 开始持续至 128 ms）提取舒张期心音时段。对该时段的心音信号进行傅里叶变换后，进行频谱分割，分割边界依然选择为 [150 500] Hz，得到如图 5–26 所示的频谱分割图。

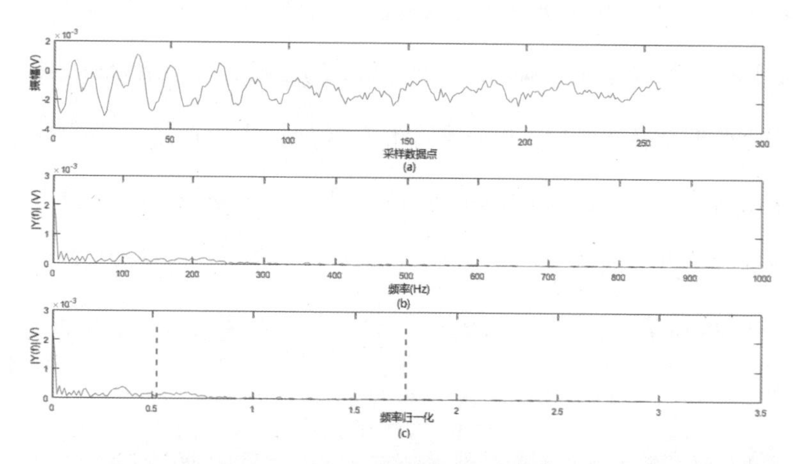

图 5–26 二尖瓣狭窄舒张期杂音频谱分割

(a) 舒张期心音；(b) 舒张期心音频谱；(c) 频谱分割

Fig. 5-26 Diastolic murmur spectrum segmentation in mitral stenosis heart sound

(a) diastolic heart sounds of coronary heart disease;

(b) diastolic heart sounds spectrum; (c) spectrum segmentation

之后根据频谱分割区间构造 Meyer 小波滤波器组，得到各个频段对应的时域信号波形，即模态信号，如图 5–27 所示。再利用傅里叶变换求得各个模态对应的频谱图，如图 5–28 所示。

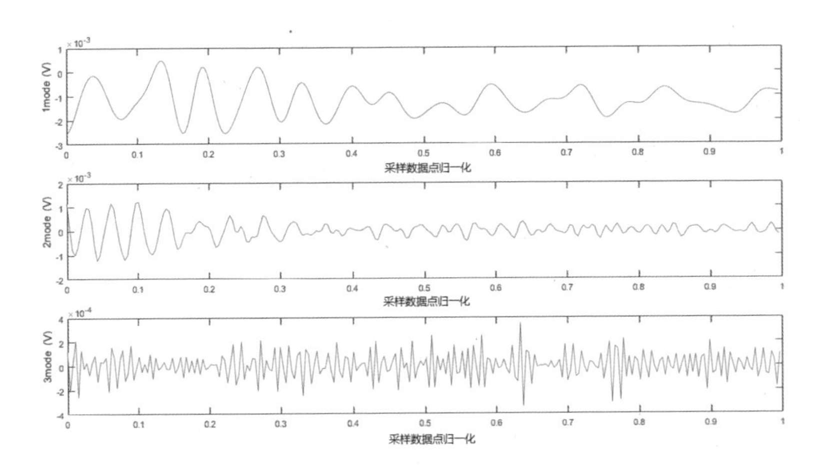

图 5-27　二尖瓣狭窄舒张间期心音模态分解

Fig. 5-27　Modal decomposition of diastolic heart sounds of mitral stenosis

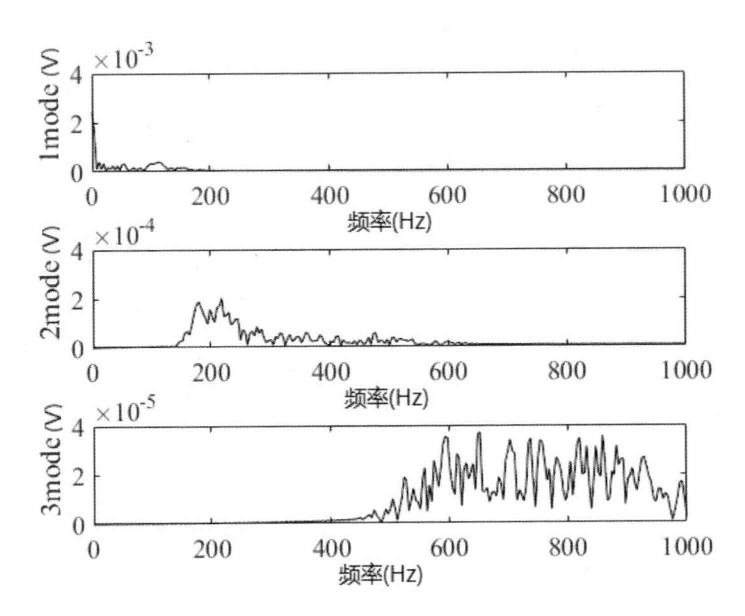

图 5-28　二尖瓣狭窄舒张间期各模态频谱图

Fig. 5-28　Every mode's spectrum of diastolic heart sounds of mitral stenosis

经过计算得到的该例二尖瓣狭窄造成的舒张早期杂音的心音特征为：$P_1 = 0.051\,1$，$P_2 = 0.004\,9$。两个比值均比冠心病舒张期心音的比值还要大，因此，5.2 小节中所提的算法不太适用于区分冠心病舒张期杂音和瓣膜类心脏病舒张期杂音。为了与瓣膜类心脏病舒张期杂音相区别，本节进一步利用 EWT 算法，对瓣膜类心脏病舒张期心音的窗函数进行了调整，为整个完整的 S2S1 间期。另外，重新设置了舒张期心音的频谱分割边界为 [150 200]Hz，得到了冠心病舒张间期心音频谱分割与二尖瓣狭窄舒张间期频谱分割对比图，如图 5-29 所示。从图 5-29 可知，冠心病舒张间期湍流性杂音频谱主要分布在 200 Hz 以上，而瓣膜类返流性杂音频谱分布主要在 200 Hz 以内。

之后根据频谱分割区间构造 Meyer 小波滤波器组，得到各个频段对应的时域信号波形，也即模态分解图，如图 5-30 所示。

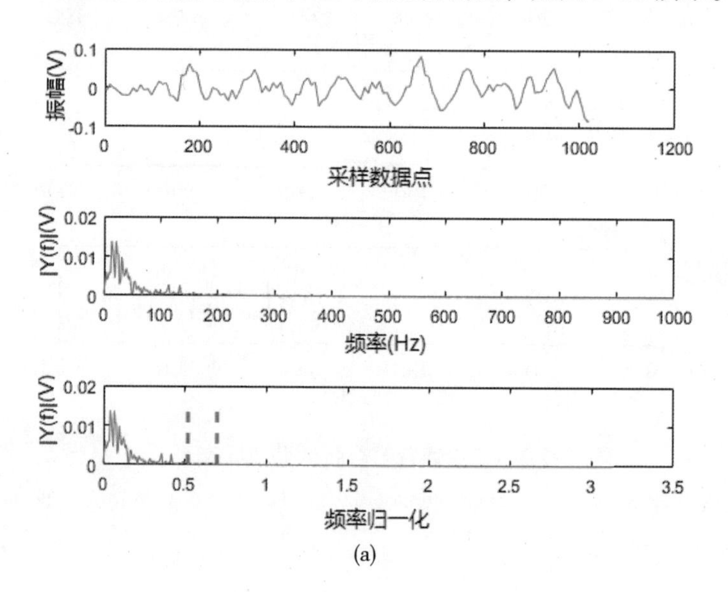

(a)

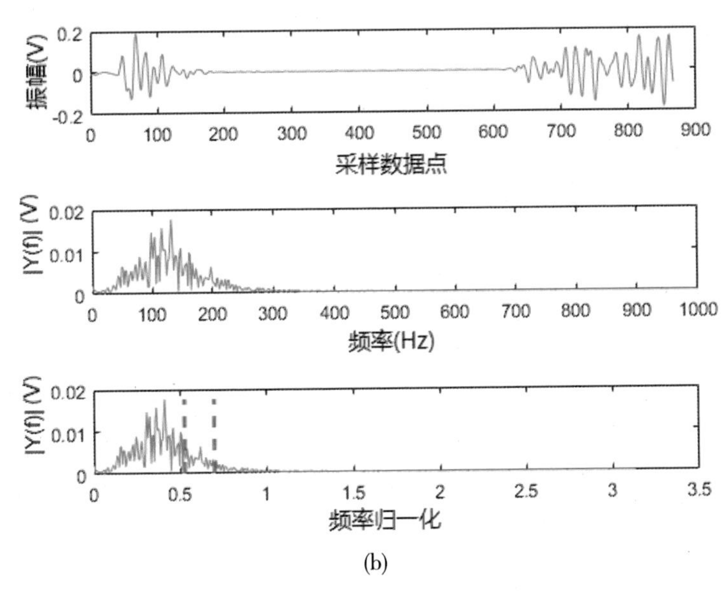

(b)

图 5-29　冠心病与二尖瓣狭窄舒张间期心音频谱分割对比
(a) 冠心病舒张间期心音频谱分割；
(b) 二尖瓣狭窄舒张期间期心音频谱分割

Fig. 5-29　Comparison of diastolic spectrum segmentation between CHD and mitral stenosis
(a) diastolic spectrum segmentation of CHD;
(b) diastolic spectrum segmentation of mitral stenosis

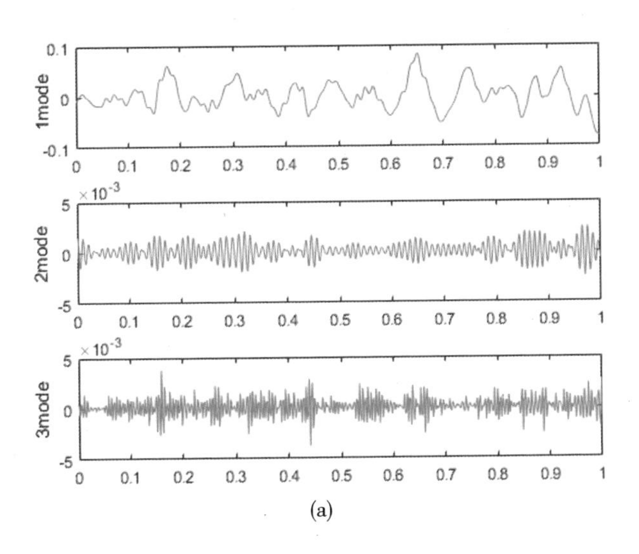

(a)

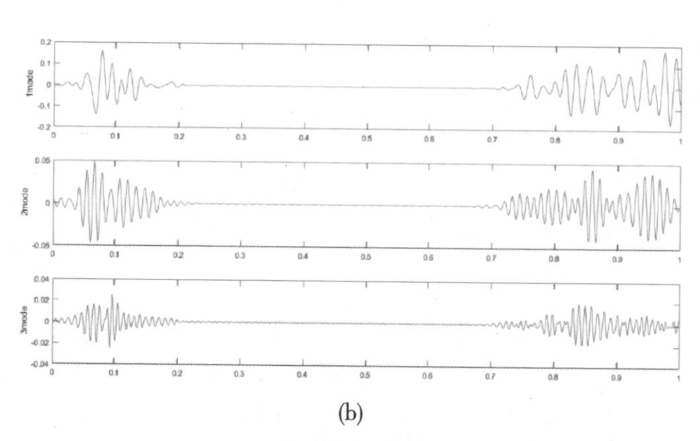

(b)

图 5-30 冠心病与二尖瓣狭窄舒展间期心音模态分解对比

(a) 冠心病舒张间期心音模态分解；

(b) 二尖瓣狭窄舒张间期心音模态分解

Fig. 5-30 Comparison of diastolic modal decomposition between CHD and mitral stenosis

(a) diastolic modal decomposition of CHD;

(b) diastolic modal decomposition of mitral stenosis

将模态分解所得的 3 个模态时域信号进行傅里叶变换，进一步得到冠心病舒张间期心音模态分解频谱图和二尖瓣狭窄舒张间期模态分解频谱图，如图 5-31 所示。根据图 5-31 可知，两种心音第三模态下的频谱分布特征差异更大。首先，计算了冠心病心音 S2S1 间期的 3 个模态频谱能量为：$e(1)=0.005\,5$，$e(2)=2.73\times10^{-6}$，$e(3)=2.6\times10^{-6}$。瓣膜类心脏病心音 S2S1 间期 3 个模态对应频谱的能量分别为：$e(1)=0.004\,1$，$e(2)=3.6\times10^{-4}$，$e(3)=4.4\times10^{-5}$。仔细观察冠心病舒张期心音和瓣膜类舒张期心音的本质差别发现，在各自大于 200 Hz 的信号频谱分布图中，也即信号分解所得的第三模态频谱图存在显著差异：CAD 舒张间期第三模态中的杂音能量主要集中在

300～400 Hz，而二尖瓣狭窄舒张间期第三模态的杂音能量主要集中在 200～250 Hz 的频带内。

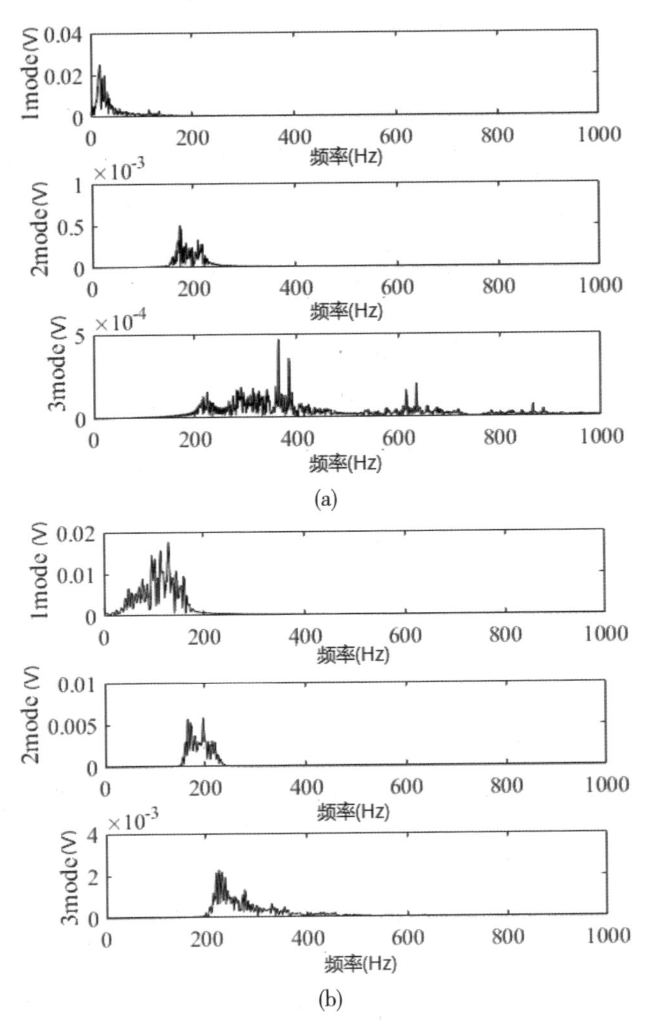

图 5-31　冠心病与二尖瓣狭窄舒张间期心音模态频谱对比
(a) 冠心病 S2S1 间期心音各模态对应频谱；
(b) 二尖瓣狭窄舒张间期心音模态频谱

Fig. 5-31　Comparison of diastolic modal spectrum between CHD and mitral stenosis
(a) diastolic modal spectrum of CHD; (b) diastolic three mode spectrum of mitral stenosis

因此，利用各自的第三模态对应的频谱图中大于 250 Hz 的频谱能量与小于 250 Hz 的能量比值 P_3，可直接区分冠心病舒张期湍流性杂音和瓣膜类心脏病返流性杂音。P_3 的计算公式如式（5–1）所示。经过计算冠心病舒张期心音第三模态频谱能量比 $P_3 = 20.1$，而对于瓣膜类心脏病舒张期心音第三模态频谱能量比 $P_3 = 0.47$。P_3 的求取至少能客观真实地反映出冠心病舒张期杂音分布在 250 Hz 以上的能量要远远大于瓣膜类心脏病舒张期杂音在此频段内的能量。瓣膜类心脏病舒张期杂音的能量主要分布在 250 Hz 以下。进一步研究发现，这个特征规律不仅适用于区分冠心病和这 1 例二尖瓣狭窄的病例，而且适用于区分冠心病和其他更多的存在舒张期杂音的瓣膜类心脏病。表 5–4 统计了冠心病与瓣膜类心脏病舒张期心音特征参数对比，形成了 2 个对照组，对照组 1 中的瓣膜类疾病存在舒张早期和晚期杂音，对照组 2 中的瓣膜类疾病存在舒张早期杂音，每个对照组里的冠心病心音数据来自同一个冠心病心音中的 6 个舒张间期，每个对照组里的瓣膜类心音数据也是来自同一个瓣膜类心脏病心音中的 6 个不同的舒张间期。

$$P_3 = \frac{E(3)_{f \geq 250\mathrm{Hz}}}{E(3)_{f < 250\mathrm{Hz}}} \tag{5-1}$$

表 5-4　冠心病与瓣膜类心脏病舒张间期心音特征参数对比

	冠心病舒张间期心音特征				瓣膜类心脏病舒张间期心音特征			
对照组 1	$e(1)$	$e(2)$	$e(3)$	P_3	$e(1)$	$e(2)$	$e(3)$	P_3
1	0.0051	2.5e−6	2.6e−6	20.0	0.0041	3.6e−4	4.4e−5	0.4663
2	0.0044	2.4e−6	3.1e−6	20.2	0.0039	3.2e−4	5.6e−5	0.4587
3	0.0040	2.1e−6	2.1e−6	14.25	0.0040	5.5e−4	5.4e−5	0.8687
4	0.0024	2.2e−6	2.3e−6	34.2	0.0065	1.8e−4	7.2e−5	1.1123
5	0.0032	2.7e−6	1.9e−6	21.2	0.0050	3.1e−4	5.8e−5	1.064
6	0.0014	1.2e−6	1.2e−6	21.1	0.0047	5.5e−4	9.4e−5	0.047
均值	**0.0034**	**2.18e-6**	**2.2e-6**	**21.8**	**0.0047**	**3.8e-4**	**6.3e-5**	**0.67**
对照组 2	$e(1)$	$e(2)$	$e(3)$	P_3	$e(1)$	$e(2)$	$e(3)$	P_3
1	0.0128	6.96e−6	6.7e−6	19.3	0.0050	0.0055	0.0024	0.9141
2	0.0158	1.49e−5	8.35e−6	21.87	0.0026	0.0029	0.0013	0.9207
3	0.0186	4.91e−6	1.1e−5	25.14	0.0009	0.0016	0.0009	0.7449
4	0.0149	1.16e−5	1.33e−5	50.07	0.0015	0.0022	0.0011	0.8231
5	0.0183	1.18e−5	1.46e−5	26.67	0.5344	0.4328	0.5937	1.0651
6	0.0153	6.58e−6	8.31e−6	52.56	0.1696	0.1632	0.3761	2.5234
均值	**1.6e-2**	**9.5e-6**	**1.04e-5**	**32.6**	**0.119**	**0.101**	**0.163**	**1.17**

5.6 决策树分类器在冠脉堵塞程度分类识别中的应用

5.6.1 决策树分类器流程

决策树（decision tree）是一类相当经典却又在当下非常流行的分类器。因为构造这个分类器不需要任何领域的知识，也不需要任何的参数设置，快速、简洁和逻辑性强，因此，它特别适合于试探性的知识发现。此外，这个分类器还可以处理高维数据，而且采用的是类似于数这种形式，非常直观且便于理解。基于舒张期心杂音特征参数提取的左降支冠状动脉堵塞程度的分类正是一种试探性的工作。由于之前已经做了特征向量的提取，而且特征向量的区分度较大，因此本书选择决策树分类器作为冠心病左降支冠脉堵塞程度的诊断和分类的主要手段。前文在做第一心音异常分类时也简单使用了决策树分类器，根据 T1、TD 和 A_{peak_ratio} 三个参数将第一心音分为正常、冠心病第一心音、第一心音异常分裂和第一心音振幅异常改变四大类。同样，在找到区分冠心病与非冠心病特异敏感性参数时，直接利用决策树分类器也是可以快速准确地进行分类的。只要参数充分，可以将冠心病的堵塞程度根据参数进一步细分。

一般地，一棵决策树包含一个根结点、几个内部结点和几个叶结点；首先，判断训练集 D 中的数据是否为同一类，如果是同一类就直接把单节点变成叶结点，并用类标注[111]。若 D 中的数据不是同一类，就进行下一步。接下来如果 D 中的数据不是同一类，按照决策树的思想，就要进行分支分类了。数划分的依据是根据属性选择度量依次选择当前最合适的，属性选择结果划分到相应的子结点中。属性选择度量是一种选择分类准则，它决定这个数据怎么分，而最合适的就是分类准确度最高的那个。属性的选择度量一般分为三个类型：Gain（信息增益）、Gainratio（增益率）、Giniindex（基尼指数）。第三步对分类准则划分元组的情况进行讨论，也即最终将数据划分成几类需要进一步讨论，划分规则如下：

① 若数据集是离散值，则对数据集中的每个已知值产生一个分支。

② 若数据集是连续的，则产生两个分支。

③ 若数据集是离散值且必须产生二叉树，则应进行划分子集判断。

决策树分类终止条件有 3 个：

① 当前结点包含的样本全部属于同一个类别，无须划分。

② 没有剩余属性可以用来进一步划分元组或者所有样本在所有属性上取值相同，则把当前结点标记为叶结点，并将其类别设定为该节点所含样本最多的类别。

③ 给定的分支没有元组，即分区为空，则把当前结点标记

为叶结点，但将其类别设定为其父结点所含样本最多的类别。

MATLAB 中主要用来编写决策树分类器的代码就是 if/else/else if 等语句，如图 5–32 所示。

```
输入: 训练集 D = {(x_1, y_1), (x_2, y_2), ..., (x_m, y_m)};
      属性集 A = {a_1, a_2, ..., a_d}.
过程: 函数 TreeGenerate(D, A)
 1: 生成结点 node;
 2: if D 中样本全属于同一类别 C  then
 3:    将 node 标记为 C 类叶结点; return
 4: end if
 5: if A = ∅  OR D 中样本在 A 上取值相同 then
 6:    将 node 标记为叶结点, 其类别标记为 D 中样本数最多的类; return
 7: end if
 8: 从 A 中选择最优划分属性 a_*;
 9: for a_* 的每一个值 a_*^v do
10:    为 node 生成一个分支; 令 D_v 表示 D 中在 a_* 上取值为 a_*^v 的样本子集;
11:    if D_v 为空 then
12:       将分支结点标记为叶结点, 其类别标记为 D 中样本最多的类; return
13:    else
14:       以 TreeGenerate(D_v, A \ {a_*})为分支结点
15:    end if
16: end for
输出: 以 node 为根结点的一棵决策树
```

图 5–32　决策树分类器算法

Fig. 5-32　Decision tree classifier algorithm

5.6.2　划分选择

由算法流程图 5–32 可知，决策树学习的关键是第 8 行，即如何选择最优划分属性。一般而言，随着划分过程不断进行，我们希望决策树的分支结点所包含的样本尽可能属于同一类别，即结点的“纯度”越来越高 [112]。

早期归纳决策树的发展包括 ID3、C4.5 和 CART。这几种算法的主要区别就是关于属性选择度量的区别。ID3 使用的是 Gain（信息增益，优先取大）；C4.5 使用的是增益率（Gainratio，优先取大）；CART 使用的是基尼指数（Giniindex，优先取小）。因为所有的度量都存在着某种偏差，究竟选择哪种属性度量最好呢？可以确定的是，决策树归纳的时间复杂度一般是随着树的高度呈指数增加。因此，一般在算法实际应用过程中，我们更倾向于产生较浅的树。事实上，深度较浅的树它的宽度偏大，而宽度偏大的树划分层次不够，错误率就会比较高。因此，究竟哪一种属性度量最好，至今尚无定论。

5.6.3　剪枝处理

剪枝是决策树学习算法对付“过拟合”的主要手段。在决策树学习中，为了尽可能正确分类训练样本，结点划分过程将不断重复，有时会造成决策树分支过多，可通过主动去掉一些分支来降低过拟合的风险[113]。

在用训练集训练决策树的时候，训练集里面不可避免地会存在一些噪声和离群点。关于这些数据我们可以在数据预处理阶段进行处理，但是不可能完全处理干净。所以，在处理效果不到位直接创建决策树时，许多分支实际上反映的是训练数据中的异常。这种异常是我们不需要的，因此必须对它进行剪枝处理。剪枝处理通常分为两种方法：预剪枝和后剪枝。

预剪枝的设计思想：在决策树构建时，使用 Gainratio 和 Giniindex 来评估划分的优劣。预剪枝是指在决策树生成过程中，对每个结点在划分前进行估计，若当前结点的划分不能带来决策树泛化性能的提升，则停止划分，并将当前结点标记为叶结点。该树叶可以持有子集元组中最频繁的类。

后剪枝的设计思想：先从训练集中生成一棵完整的决策树，然后自底向上地对非叶结点进行考察，若将该结点对应的子树替换成叶结点能带来整棵决策树泛化能力的提升，则将该子树替换为叶结点。这个用于替换的树叶通常来说其值是被删除的子树的频繁类。当决策树分类器应用到数据量不大的分类中时效果是非常理想的。但是，随着数据量的不断增大，尽管有剪枝，有新的决策树算法，尽管有可视化的构建工具，但是这些数据可能仍然很大、很复杂且很难理解，还会出现重复和复制的问题。这个问题是由决策树本身的设计思想所决定的。在面对海量数据时，会被急剧地放大，从而影响决策树的准确率和可解释性。此时，需要更加智能的分类器如人工神经网络或者支持向量机来代替决策树分类器完成庞大而复杂的数据分类任务。

5.6.4 多变量决策树

在多变量决策树的学习过程中，不是为每个非叶结点寻找一个最优划分属性，而是试图建立一个合适的线性分类器于一个结点中，减缓决策树的复杂度。决策树多形成的分类边界有一个明显的特点：轴平行，即它的分类边界由若干个与坐标轴平行的分段组成 [103]。

但在学习任务的真实分类边界比较复杂时，必须使用很多段划分才能获得较好的近似。此时的决策树会相当复杂，由于要进行大量的属性测试，预测时间消耗会很大。若能使用斜的划分边界，如图 5–33 所示，则决策树模型将大为简化。“多变量决策树”就是能实现这样的“斜划分”甚至更复杂划分的决策树 [103]。在此类决策树中，非叶结点不再是仅对某个属性，而是对属性的线性组合进行测试；即每个非叶结点是一个形如式（5–2）的线性分类器，其中 w_i 是 a_i 的权重；w_i 和 t 可在该结点所含的样本集合属性集上学得。与传统的“但变量决策树”不同，在多变量决策树的学习过程中，不是为每个非叶结点寻找一个最优划分属性，而是试图建立一个合适的线性分类器。

$$\sum_{i=1}^{d} w_i a_i = t \qquad (5\text{–}2)$$

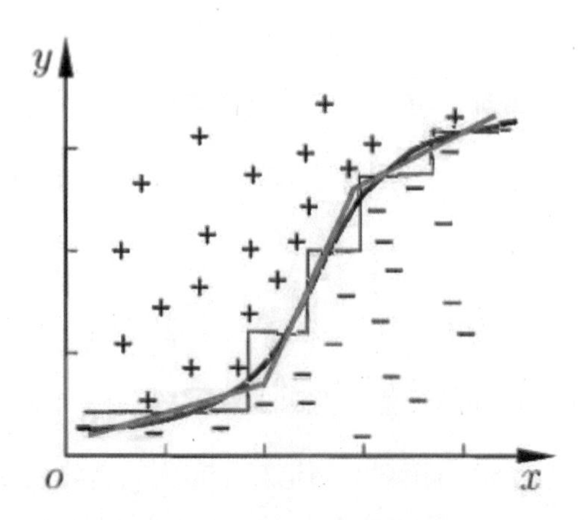

图 5-33 决策树对复杂分类边界的分段近似

Fig.5-33 Piecewise approximation of decision tree for complex classification boundary

5.6.5 冠脉堵塞程度的分类识别

表 5-5 统计了不同类型心音的 5 个特征参数，分别是舒张期第二模态能量 e（2）、舒张期第三模态能量 e（3）、第一心音中 M1 的频率大小、第一心音 T1 的频率大小，以及舒张期第三模态中大于 250 Hz 频谱能量与小于 250 Hz 频谱能量的比值 P_3。表 5-5 中的数据显示，大多数冠心病心音的共性特征是：e（2）能量数量级在 10^{-6} 以上，M1 和 T1 的频率减小，T1 的频率小于 9 Hz，P_3 的数值通常大于 10。然而表 5-5 也出现了 T1 小于 10 Hz，但是属于非冠心病的病例，例如，编号 11 的病例存在舒张早期和舒张晚期杂音，由于三尖瓣关闭不严存在三尖瓣返流，

因此 T1 的频率降低，但是通过 P_3 特征可以快速将该病例与冠心病相区分。编号 9 是一例二尖瓣狭窄的病例，舒张期无杂音，e（2）与 e（3）的数量级都较低，为 10^{-8}，但是 P_3 却比较大，因此提示如果舒张期无杂音，滤波之后也无噪声的情况下，P_3 的比值没有太大的实际意义，P_3 的数值增加是因为两个非常接近于零的小数值的比值产生的随机性结果。因此，在正常心音中 P_3 可能出现大数值，如编号为 3 的正常心音的 P_3 为 16.19。为了进一步提高冠心病与非冠心病的识别率，特将 e（2），T1 和 P_3 3 个特征参数联合起来进行冠心病与非冠心病心音的识别。当同时满足 3 个条件时，方能诊断为冠心病，即：$e(2) > 10^{-6}\ \&\ T1 < 9\text{Hz}\ \&\ P3 > 7$。根据这个条件重新对表 4-1 中的 110 例心音数据进行分类识别，其中冠心病心音 50 例，非冠心病心音 60 例，冠心病的正确识别数（TP）达到了 48 个，假阴性数（FN）为 2 个，假阳性数（FP）为 3 个。因此，3 个特征参数结合用于诊断冠心病和非冠心病心音时，Se=96%，Pp=94%，Oa=90.6%。冠心病较单独使用 T1 进行识别的准确率提高很多。如果心音的噪声去除效果不好，就可能把正常心音错误的识别成冠心病，因此，如果采集的心音数据本身的噪声成分单一，较易滤除，那么冠心病心音的正确识别率会进一步增加。

表 5-5　心音特征参数与冠心病关系数据集

Tab. 5-5　Data set on the relationship between heart sound characteristics and CHD

编号	$e(2)$	$e(3)$	M1	T1	P_3	是否冠心病	备注
1	4.80e–6	3.49e–7	28	6	19.3	是	50% 冠脉堵塞
2	5.23e–6	3.56e–7	19	4	25.14	是	60% 冠脉堵塞
3	2.2e–8	1.8e–10	39	10	16.19	否	正常
4	2.43e–5	1.45e–6	22	8	10.17	是	90% 冠脉堵塞
5	3.58e–5	1.90e–6	27	6	62.46	是	多处堵塞，95% 冠脉堵塞
6	1.29e–6	5.93e–8	23	4	8.96	是	50% 堵塞
7	1.58e–5	6.33e–7	46	6	9.98	是	90% 堵塞
8	2.23e–8	9.89e–8	47	22	7.38	否	二尖瓣狭窄
9	0	0	51	13	0.92	否	瓣膜类舒张晚期杂音
10	3.42e–5	1.77e–6	18	4	48.16	是	多处堵塞，95% 以上堵塞
11	3.66e–7	4.63e–8	21	7	0.86	否	瓣膜类舒张早期和晚期杂音
12	1.45e–7	5.76e–9	60	21	1.35	否	正常

另外，汇总表 5–1，5–2，5–3，5–4 和表 5–5 的数据，可以发现冠心病左降支冠状动脉的堵塞程度与舒张期心音中的 e（2）和 e（3）的大小成正比。因此，在分类冠心病与非冠心病心音的基础上，可以根据 e（2）和 e（3）的大小对左降支冠脉堵塞程度进一步细分，设计了决策树分类器如下。

If $\left(\mathrm{e}(2)>10^{-6}\right)\&\left(T1<9Hz\right)\&\left(P3>7\right)$

:= 冠心病心音；

If $\left(\mathrm{e}(2)>10^{-6}\right)\&\left(\mathrm{e}(3)>10^{-8}\right)\&\left(\mathrm{e}(2)<2*10^{-6}\right)$

:= 冠脉堵塞 30% 左右；

If $\left(\mathrm{e}(2)>3*10^{-6}\right)\&\left(\mathrm{e}(3)>10^{-7}\right)\&\left(\mathrm{e}(2)<6*10^{-6}\right)$

:= 冠脉堵塞 50% 左右

If $\left(\mathrm{e}(2)>8*10^{-6}\right)\&\left(\mathrm{e}(3)>4*10^{-7}\right)$

:= 冠脉堵塞 75% 以上；

end

end

end

end

在正确识别的 48 例冠心病患者心音的基础上，进一步利用上述设计的决策树分类器对这 48 例冠心病患者左降支冠脉堵塞程度进行分类，分类结果如表 5–6 所示。

表 5-6 冠心病堵塞程度分类识别结果

Tab.5-6 Results of classification and identification of coronary artery blockage degree

冠脉堵塞程度	总数	*TP*	*FN*	*FP*	*Se*（%）	*Pp*（%）	*Oa*（%）
30% 左右	8	6	2	1	75	85.7	66.67
50% 左右	20	17	3	4	85	80.1	70.8
75% 以上	20	18	2	2	90	90	81.8

由于采集冠心病心音数据量较少，因此，表 5-6 中的灵敏度（Se）、特异度（Pp）和准确度 Oa 的结果不一定准确，但是表 5-6 至少能够说明，所提方法在分类左降支冠脉堵塞程度中的有效性。随着冠心病数据的进一步积累，相信决策树分类器中的分类界限数值会更加精确和完善，表 5-6 中的数据结果也会变得更加准确可靠。

5.7 结 论

本章提出了基于舒张期心音模态分解和模态频谱能量的冠心病堵塞程度分类算法。冠心病心音全部是左降支冠状动脉堵塞的心音。首先，提取了从 S2 心音结束后的 100 ms 开始持续 128 ms 的舒张期心音作为重点分析研究对象。将该段舒张期心音进行傅里叶变换得到对应的傅里叶频谱，然后确定了频谱分割边界为 [150 500]Hz，之后舒张期心音被分解成 3 个模态，第一模态心音对应的频率分布范围为 0～150 Hz，第二模态心音对应的频率分布范围为 150～500 Hz，第三模态心音对应的频率 > 500 Hz。研究了冠心病患者与正常人舒张期心音特征差异，冠心病患者支架置入术前术后舒张期心音特征差异，冠脉堵塞程度不同时的舒张期心音特征差异和舒张期湍流性杂音与其他瓣膜类杂音的特征差异。冠心病舒张期湍流性高频杂音的频率分布范围主要集中在 300～400 Hz 之间，而瓣膜类舒张期杂音主要分布在 250 Hz 以下。重新选择了舒张期窗函数为整个舒张间期时段（S2 结束到下一个 S1 之前）作为区分瓣膜类舒张期杂音和冠心病舒张期杂音特征差异重点分析时段，并重新设置了舒张间期频谱分割边界为 [150 200]Hz。利用第三模态频谱中大于 250 Hz 的能量与小于 250 Hz 能量的比值 P_3 这个参数，可以很好地将冠心病舒张期杂音与瓣膜类舒张期杂音区分开来。正常人舒张期第二模态频谱能量的数量级小于 10^{-8}，而冠心病堵塞 30% 左右的舒张期第二模态频谱能量 e（2）的数量级为 10^{-6}，堵塞程度在 90% 以上的冠心病舒张期第二模态频谱能量 e（2）的数量级为 10^{-5}，冠脉搭桥术后的冠心病舒张期第二模态频谱能量 e（2）的数量级为 10^{-6}。因此，舒张期第二模态频谱能量 e（2）的数值与冠心病堵塞程度之间存在一定的量化关系。通过表 5-1～表 5-6 的统计数据结果分析，得出了用于区分冠脉堵塞程度的分类标准，并设计了决策树分类器。首先，进一步改进了冠心病与非冠心病的分类识别方法，结合第 4 章冠心病第一心音 T1 频率参数和本章中的第二模态频谱能量 e（2）及 P_3 的值，提高了冠心病与非冠心病识别的准确率。其次，在识别出的冠心病心音的基础上，根据 e（2）和 e（3）的具体数值，进一步对左降支冠状动脉堵塞程度分成三大类：堵塞 30% 左右、50% 左右和 75%

以上。由于冠心病数据量较少，用于此次验证的冠心病数据只有 48 个，因此表 5-6 得到的冠脉堵塞程度的分类灵敏度和特异度及准确率都有待进一步提高。但是表 5-6 的数据证明了舒张期第二模态频谱能量 e（2）和第三模态频谱能量 e（3）可以与左降支冠脉堵塞程度之间确实存在着量化关系，利用 e（2）、e（3）实现的冠脉堵塞程度的分类是可行的、有效的。

第6章

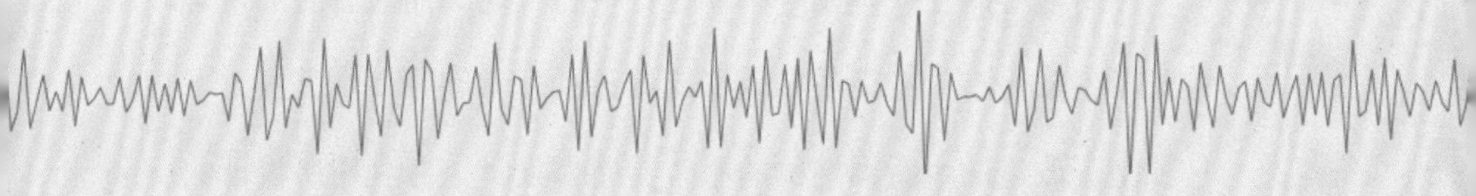

总结与展望

6.1 总　结

针对冠心病在我国发病率和死亡率持续增高而冠心病的常规检测设备或为有创或无法实现早期确诊的现实问题，本书提出了一款基于改进的水听器结构的心音传感器设计，并利用所设计的 MEMS 电子听诊器采集冠心病心音信号及其他类型的心音信号，展开了对冠心病心音信号处理和特征提取方法的重点研究工作。现将本书的主要工作总结如下：

（1）水听器检测水声信号的原理可以应用到听诊器检测心音信号中。对水听器中仿鱼类侧线敏感单元微结构进行了改进，在动纤毛上增加了一个由低密度材料制成的球体，通过 ANSYS 有限元仿真发现，微结构应力的最大值随着球体半径的增大而增大，因此，增大球体的半径可以增加传感器微结构接收心音信号的面积进而提高传感器的灵敏度。根据心音信号的频率分布特点，经过流固耦合仿真，得出了灵敏度和频率响应均满足心音信号检测的心音传感器微结构尺寸的设计。另外，听诊器探头外壳与传感器微结构之间采用类似于人体软组织密度的医用耦合剂进行填充，大幅度减小了心音信号从体表传递到传感器微结构过程中由于阻抗不匹配造成的信号能量大幅衰减的问题。传感器微结构的制备采用 MEMS 加工工艺，最后制备成功的 MEMS 电子听诊器具有体积小、产品一致性好、成本低及信噪比高的特点，实测心音信号与美国 3M 电子听诊器所测信号相比，信噪比高出 8.2dB，消除了后续冠心病心音信号消噪算法在权衡去除噪声同时保留冠心病舒张期微弱的病理信息之间的艰难抉择。

（2）分析了冠心病心音听诊常见特征，创造性地从慢性冠心病和急性心肌梗死共有的常见的心音听诊特点——心脏收缩无力、第一心音减弱出发进行研究。提出了冠心病及其他心脏病第一心音异常检测及分类算法。信号经过重采样、归一化及小波阈值消噪和分段定位等预处理环节之后，单独提取第一心音进行傅里叶变换后，根据频谱图中出现的相隔距离大于 15 Hz 的两个极大值点两侧的极小值点作为频谱分割边界，根据分割区间构造，Meyer 小波滤波器组将第一心音信号分解成 5 个不同的模态信号。利用 Hilbert 变换求取各个模态信号采样数据点对应的解析信号，绘制了解析信号的瞬时频率和振幅随时间变换的三维散点图，发现第二模态和第四模态的散点是连续的单一频率点，刚好对应着 M1 和 T1 的瞬时频率。最后，利用 K–means 聚类算法对 5 个模态信号的瞬时频率进行聚类分析，得到了 M1 和 T1 的瞬时频率振幅最大值的比值 $A_{\text{peak\_ratio}}$ 和最大值出现的时间差 td，以及 M1 和 T1 的瞬时频率大小。研究了各种不同心脏病患者及健康人心音的第一心音特征参数，根据特征参数设计了决策树分类器，将第一心音分为了四大类：正常第一心音、第一心音分裂、冠心病第一心音和第一心音振幅异常改变。冠心病第一心音与其他非冠心病第一心音相区别的显著特征是 T1 的瞬时频率减小。因此，在正确识别和分类第一心音的基础上，很好地将冠心病心音与其他非冠心病心音区分开来。单独利用第一心音特征区分冠心病和非冠心病得到的准确率为 76.8%。

（3）由于冠脉狭窄导致冠心病舒张期存在湍流性高频心杂音，这是冠心病研究领域到目前为止达成的共识。本书通过研究冠心病患者舒张期心音与正常人舒张期心音特征差异、冠心病患者支架置入术前术后舒张期心音特征差异、冠脉堵塞程度不同时的舒张期心音特征差异和舒张期湍流性杂音与其他瓣膜类疾病舒张期杂音的特征差异，结合冠心病第一心音特征，进一步提高了冠心病与非冠心病的诊断准确率，同时，也解决了基于心音特征提取的冠心病无创诊断研究中特征参数与冠脉堵塞程度之间的量化关系问题。首先，设计了舒张期窗函数，即 S2 结束后的 100 ms 开始到 128 ms 结束的这段舒张期心音信号是冠脉血流最明显的时段，同时可以避免瓣膜心音的影响。对所提取的舒张期时段进行傅里叶变换后，按照 [150 500]Hz 的分界线进行频谱分割，得到了 3 个不同频谱的舒张期心音模态，冠心病舒张期高频心杂音信号特征明显处在了第二模态信号中。研究发现冠心病舒张期第二模态频谱能量 e（2）随着术前术后和冠脉堵塞程度的变化而成正比例变化。术后 e（2）能量明显比术前 e（2）能量大幅度减小。堵塞程度严重的 e（2）能量明显大于堵塞程度较轻的（急性心梗和冠脉钙化的特例除外）。另外，研究发现瓣膜类疾病引起的舒张期杂音的频率通常分布在 250 Hz 以前，而冠心病舒张期心杂音的频率通常分布在 300～400 Hz 之间，因此，本书提出的第 3 个特征参数为 P_3，利用 P_3 可以快速准确地将舒张期湍流性杂音与瓣膜类杂音相区别。最后，结合冠心病第一心音特征参数 T1、e（2）及 P_3 设计了决策树分类器，首先将冠心病与非冠心病区分开，得到的诊断率增加为 90.6%，其次利用 e（2）和 e（3）的频谱能量进一步将冠心病左降支冠状动脉的堵塞程度分为：堵塞 30% 左右、堵塞 50% 左右和堵塞 75% 左右 3 种类型。因为积累的冠心病心音数据有限，得到的冠脉堵塞程度的分类准确率不太高，但是随着冠心病心音数据的进一步积累，所提算法在冠脉堵塞程度的分类中表现出的性能有望得到进一步提高。

在上述工作中，主要的创新点是：

（1）提出了基于水听器中仿鱼类侧线敏感单元微结构的心音传感器微结构设计。通过在动纤毛上增加低密度材料制成的球体扩大心音信号接收面积，提高了心音传感器的灵敏度和信噪比。

（2）提出了基于第一心音特征提取的冠心病与非冠心病识别，结合舒张期第二模态频谱能量 e（2）和 P_3 参数，进一步提高了冠心病与非冠心病识别的准确率。

（3）初步解决了左降支冠状动脉堵塞程度和冠心病心音特征

参数之间的量化关系问题。在正确识别冠心病的基础上，根据舒张期第二模态频谱能量 $e(2)$ 和第三模态频谱能量 $e(3)$ 将左降支冠脉堵塞程度分为 3 类：堵塞 30% 左右、堵塞 50% 左右和堵塞 75% 以上。

6.2 工作展望

本书对冠心病心音信号的采集装置及信号处理和特征提取展开了研究，旨在解决冠心病的早期无创诊断难题。虽然取得了一定的研究成果，但仍然存在许多问题和不足，有待日后进一步深入研究：

（1）目前所用的电子听诊器的信噪比较高，但是采样频率较低，与标准心音数据库（Michigan Heart Sounds）中的心音频谱相比，频率成分有明显减少，第一心音特征提取中的 M1 频率分量的定位和计算偏差较大。

（2）丰富并完善基于 MEMS 电子听诊器采集的心音数据库，后续可用于其他心脏病心音信号的分析和特征提取。

（3）对于书中第 5 章提出的用于区分冠脉堵塞程度的冠心病舒张期心音特征参数，可以从算法的进一步改进角度、参数的优化选择角度，提高左降支冠状冠脉堵塞程度分类的准确度和特异度。

参考文献

[1] Elbadawi A, Baig B, Elgendy I Y, et al. Single coronary artery anomaly: A case report and review of literature[J]. Cardiology and therapy, 2018, 7(1):119–123.

[2] Akay Y M, Akay M, Welkowitz W, et al. Noninvasive acoustical detection of coronary artery disease: a comparative study of signal processing methods[J]. IEEE transactions on bio-medical engineering, 1993, 40(6):571–578.

[3] Semmlow J L, Akay M, Welkowitz W. Noninvasive detection of coronary artery disease using parametric spectral analysis methods[J]. IEEE engineering in medicine and biology magazine : the quarterly magazine of the Engineering in Medicine & Biology Society, 1990, 9(1):33–36.

[4] Guler I, Kiymik M K, Guler N F. Order determination in autoregressive modeling of diastolic heart sounds[J]. Journal of medical systems. 1996, 20(1):11–17.

[5] 胡盛寿，高润霖，刘力生，等 . 中国心血管病报告 2018（概要）[J]. 中国循环杂志，2019, 34(3):209–249.

[6] Wang C M, Li F, Guo J J, et al. Insulin resistance, blood

glucose and inflammatory cytokine levels are risk factors for cardiovascular events in diabetic patients complicated with coronary heart disease[J]. Exp Ther Med, 2018, 15(2):1515–1519.

[7] 卢喜烈 . 冠心病心电图 [M]. 天津 : 天津科学技术出版社 , 2005.

[8] 陈天华 , 韩力群 , 唐海涛， 等 . 心音信号分析方法及应用性研究 [J]. 北京工商大学学报 ,2009, 27 (2): 35–39.

[9] Acharya U R, Sudarshan V K, Koh J E W, et al. Application of higher–order spectra for the characterization of Coronary artery disease using electrocardiogram signals[J]. Biomedical Signal Processing And Control, 2017, 31:31–43.

[10] 屈利平 .B 超联合心电图诊断高血压性心脏病的临床研究 [J]. 河北医学 , 2015, 21(09):1465–1467.

[11] Courtney B K, Robertson A L, Maehara A, et al. Effects of transducer position on backscattered intensity in coronary arteries[J]. Ultrasound in medicine & biology, 2002, 28(1):81–91.

[12] Mayala H A, Bakari K H, Wang Z H. The role of Cardiac Magnetic Resonance (CMR) in the diagnosis of cardiomyopathy: A systematic review[J]. Malawi Med J, 2019, 31(3):240–244.

[13] Andreini D, Mushtaq S, Pontone G, et al. Diagnostic performance of coronary CT angiography carried out with a novel whole–heart coverage high–definition CT scanner in patients with high

heart rate[J]. Int J Cardiol, 2018, 257:325–331.

[14] Semmlow J L. Improved heart sound detection and signal–to–noise estimation using a low–mass sensor[J]. IEEE Trans Biomed Eng, 2016, 63(3):647–652.

[15] Acharya U R, Faust O, Sree V, et al. Linear and nonlinear analysis of normal and CAD–affected heart rate signals[J]. Comput Meth Programs Biomed, 2014,113(1):55–68.

[16] 杨晟辉 . 基于 MEMS 声传感器的电子听诊器设计 [D]. 太原：中北大学，2018.

[17] 胡旭东 . 心音听诊与心音图 [M]. 北京：人民卫生出版社，1980.

[18] Erickson B. Heart sound and murmurs [M]. Singapore, Elsevier Pte Ltd., 2009.

[19] Liu C Y, Springer D, Li Q, et al. An open access database for the evaluation of heart sound algorithms[J]. Physiol Meas, 2016, 37(12):2181–2213.

[20] Schmidt S E, Holst–Hansen C, Hansen J, et al. Acoustic features for the identification of coronary artery disease[J]. IEEE Trans Biomed Eng, 2015, 62(11):2611–2619.

[21] Fontaine E, Coste S, Poyat C, et al. In–flight auscultation during medical air evacuation: comparison between traditional and amplified stethoscopes[J]. Air medical journal, 2014, 33(6):283–285.

[22] Zhang G J, Liu M R, Guo N, et al. Design of the MEMS piezoresistive electronic heart sound sensor[J]. Sensors (Basel, Switzerland), 2016, 16(11):1–12.

[23] Leng S, Tan R S, Chai K T C, et al. The electronic stethoscope [J]. Biomed Eng Online, 2015,14–37.

[24] Reyes B A, Reljin N, Chon K H. Tracheal sounds acquisition using smartphones[J]. Sensors, 2014, 14(8):13830–13850.

[25] Zuber M, Erne P. Acoustic cardiography to improve detection of coronary artery disease with stress testing[J]. World journal of cardiology, 2010, 2(5):118–124.

[26] Pinto C, Pereira D, Ferreira–Coimbra J, et al. A comparative study of electronic stethoscopes for cardiac auscultation[J]. Conference proceedings : Annual International Conference of the IEEE Engineering in Medicine and Biology Society IEEE Engineering in Medicine and Biology Society Annual Conference, 2017, 2610–2613.

[27] Hedayioglu F L, Mattos S S, Moser L, et al. Development of a tele–stethoscope and its application in pediatric cardiology[J]. Indian J Exp Biol, 2007, 45(1):86–92.

[28] Nowak L J, Nowak K M. Sound differences between electronic and acoustic stethoscopes[J]. Biomed Eng Online, 2018,17: 11.

[29] 王续博，张国军，郭楠，等 . MEMS 电子听诊器微结构设计与验证 [J]. 微纳电子技术 , 2016, 53(1):31–35.

[30] Akay M, Dragomir A, Akay Y M, et al. The assessment of stent effectiveness using a wearable beamforming MEMS microphone array system[J]. IEEE J Transl Eng Health Med–JTEHM, 2016, 4:10.

[31] Liu L X, Zhang W D, Zhang G J, et al. Package optimization of the cilium–type MEMS bionic vector hydrophone[J]. IEEE Sens J, 2014, 14(4):1185–1192.

[32] Schwartz R S, Reeves J T, Sodal I E, et al. Improved phonocardiogram system based on acoustic impedance matching[J]. The American journal of physiology, 1980, 238(4):H604– H609.

[33] Nelson G, Rajamani R, Erdman A. Vibro–acoustic model of a piezoelectric–based stethoscope for chest sound measurements[J]. Measurement Science and Technology, 2015, 26(9):112.

[34] 张文栋 . 微传感器与微执行器全书 [M]. 北京 : 科学出版社 ,2003.

[35] Biswas S, Gogoi A K. Design Issues of Piezoresistive MEMS Accelerometer for an Application Specific Medical Diagnostic System[J]. IETE Tech Rev, 2016,33(1):11–16.

[36] Zhang X Y, Xu Q D, Zhang G J, et al. Design and analysis of a multiple sensor units vector hydrophone[J]. AIP Adv, 2018, 8(8):9.

[37] Pathak A, Samanta P, Mandana K, et al. An improved method to detect coronary artery disease using phonocardiogram signals in noisy environment[J]. Appl Acoust, 2020, 164:16.

[38] 郑永阳 . 基于非平稳随机理论的结构抗震分析研究 [D]. 南昌 : 南昌大学 , 2017.

[39] 赵若妤 , 马宏忠，魏旭，等 . 基于经验小波变换的特高压并联电抗器振动信号分析 [J]. 电工电能新技术 , 2019, 38(01): 70–74.

[40] Sæderup R G, Hoang P, Winther S, et al. Estimation of the second heart sound split using windowed sinusoidal models[J]. Biomedical Signal Processing and Control, 2018,44:229–236.

[41] Debbal S M, Bereksi–Reguig F. Time–frequency analysis of the first and the second heartbeat sounds[J]. Appl Math Comput, 2007, 184(2):1041–1052.

[42] Wood J C, Buda A J, Barry D T. Time–frequency transforms: a new approach to first heart sound frequency dynamics[J]. IEEE transactions on bio–medical engineering, 1992, 39(7):730–740.

[43] Gilles J. Empirical wavelet transform[J]. IEEE Trans Signal Process, 2013, 61(16):3999–4010.

[44] Varghees V N, Ramachandran K I. Effective heart sound segmentation and murmur classification using empirical wavelet transform and instantaneous phase for electronic stethoscope[J]. IEEE Sens J, 2017, 17(12):3861–3872.

[45] Liu F, Wang Y, Wang Y. Research and implementation of heart sound denoising[J]. Physics Procedia, 2012, 25:777–785.

[46] Cherif L H, Debbal S M, Bereksi-Reguig F. Choice of the wavelet analyzing in the phonocardiogram signal analysis using the discrete and the packet wavelet transform[J]. Expert Systems with Applications, 2010, 37(2):91391-91398.

[47] Salman A H, Ahmadi N, Mengko R, et al. Performance comparison of denoising methods for heart sound signal[C]. Conference: International symposium on Intelligent signal processing & communication systems. IEEE, 2016:435-440.

[48] Selesnick I. Total variation denoising via the moreau envelope performance comparison of denoising methods for heart sound signal[J]. IEEE Signal Process Lett., 2017, 24(2):216-220.

[49] Karahanoglu F I, Bayram I, Van De Ville D. A signal processing approach to generalized 1-D total variation performance comparison of denoising methods for heart sound signal performance comparison of denoising methods for heart sound signal[J]. IEEE Trans Signal Process, 2011, 59(11):5265-5274.

[50] Varghees V N, Ramachandran K I. A novel heart sound activity detection framework for automated heart sound analysis[J]. Biomedical Signal Processing And Control, 2014, 13:174-188.

[51] Yang D C, Rehtanz C, Li Y, et al. Denoising and detrending of measured oscillatory signal in power system[J]. Prz Elektrotechniczny, 2012, 88(3B):135-139.

[52] Klionskiy D M, Kaplun D I, Geppener V V. Empirical mode decomposition for signal preprocessing and classification of intrinsic mode functions[J]. Pattern Recognition and Image Analysis (Advances in Mathematical Theory and Applications), 2018, 28(1):122–132.

[53] Chen P, Zhang Q. Classification of heart sounds using discrete time–frequency energy feature based on S transform and the wavelet threshold denoising[J]. Biomedical Signal Processing And Control, 2020,57:11.

[54] Gradolewski D, Magenes G, Johansson S, et al. A wavelet transform–based neural network denoising algorithm for mobile phonocardiography[J]. Sensors, 2019, 19(4):18.

[55] Ali M N, El–Dahshan E A, Yahia A H. Denoising of heart sound signals using discrete wavelet transform[J]. Circuits Syst Signal Process, 2017, 36(11):4482–44897.

[56] 张磊邦，唐荣斌，蒋建波，等 . 心音信号的预处理与包络提取算法研究 [J]. 生物医学工程学杂志，2014，31(4):734–741.

[57] Atbi A, Debbal S M, Meziani F, et al. Separation of heart sounds and heart murmurs by Hilbert transform envelogram[J]. Journal of medical engineering & technology, 2013, 37(6):375–387.

[58] Papadaniil C D, Hadjileontiadis L J. Efficient heart sound segmentation and extraction using ensemble empirical mode decomposition and kurtosis features[J]. IEEE J Biomed Health Inform,

2014,18(4):1138–1152.

[59] Thomas R, Ling Lieng H, Soh Cheong B, et al. Heart sound segmentation using fractal decomposition[C]. Conference proceedings : Annual International Conference of the IEEE Engineering in Medicine and Biology Society IEEE Engineering in Medicine and Biology Society Annual Conference, 2016:6234–6237.

[60] Maglogiannis I, Loukis E, Zafiropoulos E, et al. Support vectors machine–based identification of heart valve diseases using heart sounds[J]. Comput Methods Programs Biomed, 2009, 95(1):47–61.

[61] Dwivedi A K, Imtiaz S A, Rodriguez–Villegas E. Algorithms for automatic analysis and classification of heart sounds–A systematic review[J]. IEEE Access, 2019, 7:8316–8345.

[62] Ismail S, Siddiqi I, Akram U. Localization and classification of heart beats in phonocardiography signals —a comprehensive review[J]. EURASIP Journal on Advances in Signal Processing, 2018, 2018(1): 1–27.

[63] Springer D B, Tarassenko L, Clifford G D. Logistic regression–HSMM–based heart sound segmentation[J]. IEEE Trans Biomed Eng, 2016, 63(4):822–832.

[64] Chen T E, Yang S I, Ho L T, et al. S1 and S2 Heart sound recognition using deep neural networks[J]. IEEE Trans Biomed Eng., 2017,64(2):372–380.

[65] Yang L J, Li S, Zhang Z, et al. Classification of phonocardiac signals based on envelope optimization model and support vector machine[J]. J Mech Med Biol., 2020, 20(1):17.

[66] Hedayioglu F, Jafari M G, Mattos S S, et al. Denoising and segmentation of the second heart sound using matching pursuit[C]. Conference proceedings : Annual International Conference of the IEEE Engineering in Medicine and Biology Society IEEE Engineering in Medicine and Biology Society Annual Conference, 2012:3440–3443.

[67] Akay M, Akay Y M, Welkowitz W, et al. Application of adaptive FTF/FAEST zero tracking filters to noninvasive characterization of the sound pattern caused by coronary artery stenosis before and after angioplasty[J]. Annals of biomedical engineering, 1993, 21(1):9–17.

[68] Semmlow J, Welkowitz W, Kostis J, et al. Coronary artery disease–correlates between diastolic auditory characteristics and coronary artery stenoses[J]. IEEE transactions on bio–medical engineering, 1983, 30(2):136–139.

[69] Akay M, Akay Y M, Welkowitz W, et al. Noninvasive characterization of the sound pattern caused by coronary artery stenosis using FTF/FAEST zero tracking filters: normal/abnormal study[J]. Annals of biomedical engineering, 1993, 21(2):175–182.

[70] Akay M, Semmlow J L, Welkowitz W, et al. Detection of coronary occlusions using autoregressive modeling of diastolic heart

sounds[J]. IEEE transactions on bio-medical engineering, 1990, 37(4):366–373.

[71] Dock W, Zoneraich S. A diastolic murmur arising in a stenosed coronary artery[J]. The American journal of medicine, 1967, 42(4):617–619.

[72] Akay M, Akay Y A, Gauthier D, et al, et al. Dynamics of diastolic sounds caused by partially occluded coronary arteries[J]. IEEE Trans Biomed Eng, 2009, 56(2):513–517.

[73] Burg J R, Weaver K A, Russell T, et al. Disappearance of coronary artery stenosis murmur after aortocoronary bypass[J]. Chest, 1973, 63(3):440–442.

[74] Winther S, Schmidt S E, Holm N R, et al. Diagnosing coronary artery disease by sound analysis from coronary stenosis induced turbulent blood flow: diagnostic performance in patients with stable angina pectoris[J]. Int J Cardiovasc Imaging, 2016, 32(2):235–245.

[75] 赵治栋 . 基于舒张期心音信号分析与特征提取的冠心病无损诊断研究 [D]. 杭州：浙江大学，2004.

[76] 叶学松 . 基于人工神经网络及心音小波分析的冠心病诊断方法的研究 [J]. 浙江大学学报，1999, 33(2):123–127.

[77] Li H X, Ren Y F, Zhang G J, et al. Design of a high SNR electronic heart sound sensor based on a MEMS bionic hydrophone[J]. AIP Adv., 2019, 9(1):10.

[78] Xue C Y, Chen S, Zhang W D, et al. Design, fabrication, and preliminary characterization of a novel MEMS bionic vector hydrophone[J]. Microelectron J., 2007, 38(10–11):1021–1026.

[79] 陈尚 . 硅微 MEMS 仿生矢量水声传感器研究 [D]. 太原 : 中北大学 , 2008.

[80] Van Eysden C A, Sader J E. Frequency response of cantilever beams immersed in viscous fluids with applications to the atomic force microscope: Arbitrary mode order (vol 101, art no 044908, 2007) [J]. J Appl Phys., 2008, 104(10):2.

[81] Jain P K, Tiwari A K. An adaptive thresholding method for the wavelet based denoising of phonocardiogram signal[J]. Biomedical Signal Processing And Control., 2017,38:388–399.

[82] Mallat S. Theory for multiresolution signal decomposition: the wavelet representation[J]. IEEE Trans. Pattern Anal. Mach. Intell., 1989, 11: 674–693.

[83] 李炜，陈晓辉，毛海杰 . 小波阈值消噪算法中自适应确定分解层数研究 [J]. 计算机仿真, 2009, 26(3):311–314.

[84] Singh J, Anand R S. Computer aided analysis of phonocardiogram [J]. Journal of medical engineering & technology. 2007, 31(5):319–323.

[85] Dokur Z, Olmer T. Heart sound classification using wavelet transform and incremental self–organizing map[J]. Digit Signal Prog., 2008, 18(6):951–959.

[86] Zia M K, Griffel B, Semmlow J L, et al. Noise detection and elimination for improved acoustic detection of coronaru artery disease[J]. J Mech Med Biol., 2012, 12(2):17.

[87] Cheng X F, Zhang Z. Denoising method of heart sound signals based on self-construct heart sound wavelet[J]. AIP Adv. 2014, 4(8):9.

[88] Chen P Y, Selesnick I W. Group-Sparse Signal Denoising: Non-Convex Regularization, Convex Optimization[J]. IEEE Trans Signal Process, 2014, 62(13):3464-3478.

[89] Shafri H Z M, Yusof M R M. Determination of optimal wavelet denoising parameters for red edge feature extraction from hyperspectral data[J]. J Appl Remote Sens., 2009, 3:19.

[90] Chourasia V S, Tiwari A K, Gangopadhyay R. A novel approach for phonocardiographic signals processing to make possible fetal heart rate evaluations[J]. Digit Signal Prog., 2014, 30:165-183.

[91] 吴建章，梅飞，陈畅，等．基于经验小波变换的电力系统谐波检测方法 [J]. 电力系统保护与控制，2020, 48(06): 136-143.

[92] 陈红松，孟彩霞，刘书雨．基于经验小波变换的基因关联隐私保护实验研究 [J]. 湖南大学学报，2020, 47(02): 125-133.

[93] 邓飞跃，丁浩，刘永强．自适应经验小波塔式分解的齿轮微弱故障诊断方法 [J]. 动力学与控制学报，2020, 33:1-7.

[94] 费春国，窦甲臣，王阳，等．基于经验小波变换的地震动信号分离方法 [J]. 中国民航大学学报，2019, 37(1): 43-48.

[95] 杜寿昌，梁虹 . 基于 Hilbert-Huang 变换的第一心音信号时频分析 [J]. 云南民族大学学报 . 2004, 13(2):95-98.

[96] Barma S, Chen B W, Man K L, et al. Quantitative measurement of split of the second heart sound (S2)[J]. IEEE-ACM Trans Comput Biol Bioinform., 2015, 12(4):851-860.

[97] Tang H, Chen H M, Li T. Discrimination of aortic and pulmonary components from the second heart sound using respiratory modulation and measurement of respiratory split[J]. Appl Sci-Basel., 2017, 7(7):16.

[98] Zheng Y N, Guo X M, Qin J, et al. Computer-assisted diagnosis for chronic heart failure by the analysis of their cardiac reserve and heart sound characteristics[J]. Comput Meth Programs Biomed., 2015, 122(3):372-383.

[99] Li H X, Ren Y F, Zhang G J, et al. Detection and classification of abnormities of first heart sound using Empirical Wavelet Transform[J]. IEEE Access, 2019, 7: 139643-139651.

[100] Debbal S M, Bereksi-Reguig F. Time-frequency analysis of the first and the second heartbeat sounds[J]. Appl Math Comput., 2007, 184(2):1041-1052.

[101] Guan B T, Wright W E, Cook E R. Ensemble empirical mode decomposition as an alternative for tree-ring chronology developmemt[J].Tree-Ring Res., 2018, 74(1): 28-38.

[102] Zhang D, He J Z, Jiang Y P, et al. Analysis and classification of heart sounds with mechanical prosthetic heart valves based on Hilbert–Huang transform[J]. Int J Cardiol., 2011, 151(1):126–127.

[103] 周志华 . 机器学习 [M]. 北京：清华大学出版社 , 2017.

[104] 叶学松 , 康锋 , 王平 . 基于心音传感阵列 ICA 信号处理的冠心病诊断的研究 [J]. 传感技术学报，2003, 1:16–19.

[105] Chen T, Zhao S, Shao S, et al. Non–invasive diagnosis methods of coronary disease based on wavelet denoising and sound analyzing[J]. Saudi journal of biological sciences, 2017, 24(3):526–536.

[106]Winther S, Nissen L, Schmidt S E, et al. Diagnostic performance of an acoustic–based system for coronary artery disease risk stratification[J]. Heart, 2018, 104(11):928–935.

[107] 陈繁云 , 林院昌 , 谢志斌 , 等 . 120 例患者的心功能与脉搏图分析 [J]. 辽宁中医杂志 , 1991, 8: 14–16.

[108]林辉杰. 基于心音的心脏储备指标变异性研究[D]. 重庆：重庆大学 , 2010.

[109] 牛向东 . 高血压性心脏病合并冠心病的心电图诊断 [J]. 临床和实验医学杂志 , 2008,7(07): 153.

[110] 康锋 , 叶学松 , 王平 , 等 . 基于心音信号处理的冠心病诊断的研究 [J]. 浙江大学学报（工学版）, 2004, 38(01): 98–102.

[111] 吴奇 . 基于数据融合的出行特征识别 [D]. 成都：西南交通大学，2019.

[112] 石光敏 . 协同计算平台下大规模资源监控系统的设计与实现 [D]. 西安：西安电子科技大学 , 2017.

[113] 张扬 . 基于 CTG 参数的胎儿状态智能评估算法研究 [D]. 杭州：杭州电子科技大学 , 2019.